LAONIAN
ZONGHE JIANKANG
PINGGU

老年综合健康评估

顾　　问　董碧蓉

主　　编　吴仕英　肖洪松

副主编　周　钢　徐善英

编　　委（以姓氏笔画为序）

丁光明　毛水珍　王利仙　王然明　刘振全　李华梅

李荣会　杨　翔　肖洪松　吴仕英　邱利梅　陈华双

陈建平　林　华　罗　丹　罗艳玲　周　钢　官晓玲

钟定容　昝加禄　徐一方　徐善英　唐跃群　黄兴玲

黄昶全　黄　倩　梁思宇　谢陈玲　鄢　臻　熊秀红

学术秘书　杨　翔　曾朝玉

四川大学出版社

责任编辑:李勇军
责任校对:刘 玫
封面设计:墨创文化
责任印制:王 炜

图书在版编目(CIP)数据

老年综合健康评估 / 吴仕英,肖洪松主编. —成都:
四川大学出版社,2015.10
ISBN 978-7-5614-9047-1

Ⅰ.①老… Ⅱ.①吴… ②肖… Ⅲ.①老年人-健康
状况-评估 Ⅳ.①R161.7

中国版本图书馆 CIP 数据核字（2015）第 242669 号

书　名	**老年综合健康评估**
主　编	吴仕英　肖洪松
出　版	四川大学出版社
地　址	成都市一环路南一段 24 号 (610065)
发　行	四川大学出版社
书　号	ISBN 978-7-5614-9047-1
印　刷	四川永先数码印刷有限公司
成品尺寸	185 mm×260 mm
印　张	12
字　数	305 千字
版　次	2015 年 10 月第 1 版
印　次	2021 年 9 月第 7 次印刷
定　价	30.00 元

◆读者邮购本书,请与本社发行科联系。
　电话:(028)85408408/(028)85401670/
　(028)85408023　邮政编码:610065
◆本社图书如有印装质量问题,请
　寄回出版社调换。
◆网址:http://press.scu.edu.cn

前　言

　　随着人口老龄化趋势的加快，与增龄相关的疾病发病率急剧增加，老年病学已经成为一门具有广阔发展前景的新兴学科。延长老年人的生存时间，提高老年人的生活质量，保障老年人的身心健康，是从事老年医学专业的医务人员不可推卸的责任。老年综合健康评估是为了制订和启动以保护老年人健康和功能状态为目的的治疗计划，最大限度地提高老年人的生活质量，对老年人的躯体、功能、心理和社会经济状况等进行全面评价的多学科策略。老年综合评估现已成为老年医学研究、教学与实践中必不可少的工具之一，老年综合评估技术在老年人群中的使用势在必行。针对这一趋势，我们组织编写了这本教材，从老年医学及老年综合评估临床实用角度对老年人群综合健康开展评估，希望通过评估，促进对老年人群健康的综合认识。

　　本书的重点在于选取的问题是临床医疗护理所关注的，也是老年人群常见及面对的问题，具有较强的实用性；内容体现了老年人及老年病医院特色，与一般成人的共性问题则略写；对学科体系的系统性不做严格要求；尽量体现老年人群综合健康评估的特色及进展。

　　本书共七章，按老年病特点及评估重点进行介绍，由老年病专科医院具有丰富临床经验和坚实理论基础的各临床专家完成，并注重理论及与临床实用相结合，文字力求简洁明了，表格力求通俗易懂，配合临床实践操作将有利于学生在今后的临床工作中掌握使用。

　　希望本书能对老年综合健康评估技术的深入、快速发展起到一个推动作用，那将是编者们的共同心愿。由于老年病学的发展日新月异，加之编写时间有限，不足之处在所难免，也恳请读者慧眼甄别，并不吝指正。

吴仕英

2015 年 7 月

目　　录

第一章　绪论 …………………………………………………………………………（ 1 ）

第一节　老年医学 ……………………………………………………………（ 1 ）

第二节　老年健康的标准 ……………………………………………………（ 3 ）

第三节　衰老与老年人的功能状况 …………………………………………（ 7 ）

第四节　老年疾病的特点 ……………………………………………………（ 10 ）

第五节　老年期特征及共病情况 ……………………………………………（ 15 ）

第二章　老年综合评估概述 …………………………………………………………（ 20 ）

第一节　常见老年综合征 ……………………………………………………（ 20 ）

第二节　老年综合评估技术 …………………………………………………（ 23 ）

第三章　医学评估 ……………………………………………………………………（ 27 ）

第一节　一般医学评估 ………………………………………………………（ 27 ）

第二节　老年急重症评估 ……………………………………………………（ 32 ）

第四章　老年躯体功能的评估及管理 ………………………………………………（ 41 ）

第一节　老年日常生活活动能力的评估及管理 ……………………………（ 41 ）

第二节　老年平衡与步态功能的评估及管理 ………………………………（ 48 ）

第三节　老年吞咽困难的评估及管理 ………………………………………（ 58 ）

第四节　老年运动功能的评估及管理 ………………………………………（ 65 ）

第五章　老年精神心理的评估 ………………………………………………………（ 71 ）

第一节　老年认知功能的评估及管理 ………………………………………（ 71 ）

第二节　老年抑郁症的评估及管理 …………………………………………（ 78 ）

第三节　老年谵妄的评估及管理 ……………………………………………（ 84 ）

第六章　常见老年综合征的评估及管理 ……………………………………………（ 94 ）

第一节　跌倒的评估及管理 …………………………………………………（ 94 ）

第二节　疼痛的评估及管理 …………………………………………………（102）

第三节　压疮的评估及管理 …………………………………………………（107）

第四节　营养不良的评估及管理 ……………………………………………（118）

第五节　尿失禁的评估及管理 ………………………………………………（127）

第六节　老年大便失禁的评估及管理 ………………………………………（135）

第七节　多重用药的评估 ……………………………………………………（141）

第七章　其他评估···（150）

第一节　管道管理及评估···（150）

第二节　老年社会环境的评估···（156）

第三节　老年人生活质量的评估··（164）

第四节　临终关怀的评估···（171）

中英文名词对照索引···（179）

参考文献···（182）

后　　记···（185）

第一章　绪　论

第一节　老年医学

一、定义

老年医学是研究老年人常见疾病的发病规律、发病机制、早期预防、诊断，寻求循证医学的治疗策略；遵循人的整体概念，给予老人心理、生理及行为干预；并探讨人类衰老机制及探索延缓衰老措施，提高老年人生活质量和生命质量的一门新型学科。随着老年医学的不断发展，其内涵逐渐扩延，现根据其研究内容的侧重不同，老年医学已发展派生出老年基础医学、老年流行病学、老年临床医学、老年康复医学、老年预防医学、老年社会医学等多个分支学科。

二、发展史

早在 13 世纪，培根科学地研究了老年人的疾病，发表了《延年益寿与保持青春》一书。此后，对老年病的研究进展缓慢，直至 1909 年纳歇尔才对生命晚期疾病的医疗原则进行了专门的论述，强调了社会因素对老年病的影响，并首倡用 Geriatrics（老年医学或老年病学）。我国自 20 世纪 60 年代始有少数学者研究，近 20 年发展迅速，中华医学会已在 1981 年建立了老年医学学会。

三、学科范围

老年医学包括的范围很广，目前已有老年基础医学、老年临床医学、老年流行病学、老年预防医学（包括老年保健）及老年社会医学等。

1. 基础医学

基础医学研究衰老的机理、探索延缓衰老的方法以及老年期特殊疾病的病因和发病机制。国际上已从器官水平、整体水平研究多年，但成果寥寥。目前已开始从细胞水平和分子水平进行基本原理的探讨。近年又因引入了分子生物学技术，使衰老医学生物学突飞猛进。老年医学实验家们面临的许多挑战中最为根本的一个是如何确定衰老发生的病理生理学过程同步现象的调控机制在种系上的特性，这种特性导致不同种系间衰老速度的差别。

2. 临床医学

临床医学主要研究老年人常见病和多发病的病因、病理和临床特点，寻找有效的诊疗和防治方法。其中包括老年人的护理工作和康复医疗。

3. 流行病学

流行病学通过调查研究，了解老年人的常见病、多发病和致残、致死的原因，以及促进长寿的有关因素，为开展老年病防治提供依据。

4. 预防医学

研究如何预防老年人的常见病与多发病，如何保护病残老人的机能，建立预防老年病及抗衰老的手段。开展保健知识的宣传教育，传播康复医疗及护理技术，建立良好的保障生命质量的环境因素。环境因素应是广义的，包括老年人的情绪、生活、锻炼、营养、防治疾病，对外界环境具有良好的适应能力等等。

5. 社会医学

老年社会医学是近年来才发展起来的学科，是从社会的角度来探讨老年医学，根据管理学、统计学、流行病学和社会学等科学的方法和成果来研究环境对老年人健康的影响，同时也涉及对老年人的各种保健和福利事业。

四、学业范围

1. 学科研究范围

老年医学学科研究范围包括：研究衰老的原因、规律、特征及延缓衰老的对策，研究老年人病理变化和疾病诊疗的特点（如多系统疾病并存及多脏器功能衰竭等），老年人健康的综合评价（包括各器官功能、精神智力及生活质量等）。

2. 课程设置

基础理论课包括生理学、病理学、生物学、生物化学、药理学、营养学、分子生物学、卫生统计学、社会医学、电子计算机技术，以及文献检索等。专业课包括内科学、外科学、肿瘤学、神经病学、康复医学及影像医学等。

3. 老年医学主要相关学科

老年医学主要相关学科包括内科学、外科学、肿瘤学、神经病学、康复医学、社会医学等。

五、老年医学研究目标

未来老年医学研究，应对衰老的起因、老年疾病的特征作进一步探讨。以最新的研究成果指导实践，研制针对老年常见慢性疾病的新药和防治措施，提高防治水平，重视老年社会医学研究，加强老年疾病预防及老年保健，提高老年人生活和生命质量。

六、机遇与挑战

人口老龄化是指总人口中少儿人口所占的比重不断下降，老年人口所占的比重不断上升，年龄中位数逐步提高的动态过程。评价"老年型"人口有四项标准：①0～14岁人口比重（少儿系数）低于30%；②年龄中位数超过30岁；③老少比即老化指数高于30%；④60岁以上老人占人口比重超过10%。我国作为发展中国家，老年人口以每年3%的速度持续增长，2000年60岁以上人口所占比重超过10%，即进入老龄化。老年医学的发展面临机遇与挑战共存。老年医学的方向将是开展各种实验和医疗工作来提高人类生命的质量,使"老而不衰",争取老年人活过百岁,充分享受大自然赐予人类的预期寿命115~120 岁。

【思考题】

1. 什么是老年医学?
2. 老年医学有哪些分支学科?

(官晓玲 周 钢)

第二节 老年健康的标准

健康是人类最基本的需求,因为一个人要享受高质量的生命,其前提是必须拥有良好的健康;健康是人类最强烈的需求,因为每一个人都希望自己的生命无比精彩,而如果失去了健康,生命势必变得索然无味;健康是人类最奢侈的需求,因为它无比娇贵、脆弱而又几乎不可能完全实现,因此但凡有条件者,皆不惜血本为追求健康而慷慨解囊。可以非常肯定地说,健康对每一个人都非常重要,而对于历尽人生艰辛、饱经岁月沧桑的老年人来说,健康更是显得弥足珍贵。

一、健康的一般标准

健康的标准非常难以把握。传统的健康观把健康界定为人的一切生理机能正常,没有疾病或缺陷。这样的标准太过于绝对化,因为"一切生理机能正常""没有疾病或缺陷"的人或许根本不存在,照此逻辑推导,世上便没有真正健康的人。再者,"生理机能""正常"本来就是一个难以确定的概念。比如说,一个人主诉头痛,但他的生物指标有可能完全在医学规定的正常范围以内;而一个人多项生物指标偏离医学上的正常界限,但他却有可能自我感觉非常良好。这两种现象在现实生活中都屡见不鲜。CCTV-10"走进科学"栏目曾有过一篇报道,一位老人因坚信自己患有非常严重且无药可治的消化道癌症,他主观地认为,当疾病发作时自我感觉非常痛苦,有时甚至用钢丝钳狠命地钳夹鼻子而致鲜血淋漓,以此转移、掩盖"癌症"发作时的剧烈疼痛,而当央视记者陪同他到医院进行全面检查后的结果显示,老人仅胃小弯处稍有溃疡,身体除了有几个很小的脂肪瘤外,其他情况基本正常,但可以肯定他并无癌症。

在上述这一案例中,患者自我"有病的强烈感受"与医学上的"生理指标基本正常"形成强烈的反差,由此足可说明,"生理机能正常"与否与是否健康的关系确实很难界定。即使"一切生理机能"真的都很"正常",也还有心理方面、社会适应方面以及道德品质方面有可能存在对健康状况的影响。事实上,在社会人群中要达到健康标准是很难的。

如果说传统的健康观要求"人的一切生理机能正常"显得过于绝对化,强调在生理方面"没有疾病或缺陷"显得过于狭隘,那么现代学术领域通行的健康标准则较好地克服了这些缺陷。自 20 世纪中叶以来,学术界为适应医学模式的转变而逐渐形成、接受了一种新的健康理念。

首先是 1946 年世界卫生组织对健康概念做出了明确的学术界定,认为健康不仅仅是没有羸弱或疾病，而应该是生理、心理与社会适应方面的完美状态；其次是 1978 年世界卫生组织提出了健康的 10 项标准；最后是 1988 年国际心理卫生协会年会强调健康的定义还必须包括提高道德品质，因此认为，"健康应是身体、心理、社会适应、道德品质的良好状态"，目前学术领域通常采用的健康概念即以此为标准。然而不容否认，一方面，相对于强调"一切生理机能正常"，无病即健康的传统观念，现代健康定义从领域方面肯定要全面得多；另一方面，由于对"良好状态"的理解过于宽泛，因此即使是健康的现代定义也只能是一个模糊概念，它的科学解释还有待于人们进一步地加强研究。

二、健康的辩证理解

不论是从现实生活范畴还是在医学实践领域，健康都只能是一个不可精确实证的模糊概念，因为人们根本无法为健康确定一个界标分明的线性标准。

严格说来，健康与否是根据相应的参照系统来确定的，即使是同一个生命过程或生理现象，相对于比他更健康者即可以认为是不健康的，而相对于健康状态不及他者则可以认为是健康的。人们在现实生活中常常会遇到一个十分有趣的现象，即使是同时、同地处于同一个情境中的某个人，张三会认为他长瘦了，李四会认为他长胖了，其实人们对健康的评价也是这样，即只能以非确定的参照系做出一个模态判断。对于一个行步蹒跚的老年人，有的人可能会从他能自我行走的角度认为他是健康的，而有的人可能会从他步履艰涩的角度认为他是不健康的。由此可见，对于健康的理解只能是随参照系统而动态变化的相对理解。

对于健康的理解必然涉及科学的评价标准与哲学的思想方法，但不论是从科学的角度还是从哲学的角度，对健康问题都只能是一种非确然的相对理解，因为度量健康问题的参照体系是一个错综复杂且范围广泛的模糊区间。这个区间的一端为健康，另一端为不健康或者衰弱，而在健康与衰弱之间，不可能存在一个泾渭分明、非此即彼的确切界线。这就好比磁铁的两极，虽一端为正，另一端为负，但正负两极之间却没有明确的分界标志；又如人们对方位的判断，尽管人们可以大致地分出东南西北，但东与西之间、南与北之间的分界线却是不确定的，因为参照系一变结论便跟着改变。

健康水平反映的是生命质量。借用对磁铁或方位的理解原理可以看出，如果以"健康"与"衰弱"为生命质量体系的两极，则在两极之间一定存在着广泛的非健非衰、亦健亦衰的过渡区间。这就提示我们，健康是相对于衰弱而言的，衰弱之间也蕴涵着健康的因素，而健康之间也蕴涵着衰弱的成分。就像磁铁没有绝对的正极或负极一样，处于生命运动过程中的人也没有绝对的健康或衰弱。

当然必须承认，在人的生命运动过程中，虽然健康与衰弱没有明确的标志，但非常健康或极度衰弱的现象是肯定存在的，只不过即使是极度衰弱，只要没有停止生命的运动，其中一定存在着"健"的因素，因为绝对的不健康即意味着生命的终止。在老年健康服务范畴，这样的理解非常重要，否则，一些老人特别是高龄老人绝大多数均已趋于丧失包括对自身、对外界的适应能力，而且大多长期处于多病共存、失能失智的极度羸弱状态，如果不能辩证地理解他们生命运动过程中仍然存在着"健"的元素，那么对老年健康的讨论便无从谈起。

三、老年健康标准的学术探究

自 20 世纪后半叶以来,人口老龄化越来越成为世界性的社会发展趋势,由此导致学术领域纷纷展开了对老年健康问题的研究,老年健康标准方面的研究成果随之表现得非常丰富。在众多的研究工作中,对我国最有影响的应该是中华医学会老年医学分会对老年健康标准所进行的学术探究。

长期以来,人们奉行以生理机能正常、没有疾病或缺陷为基本的健康标准,这样的健康标准并不能全面、科学地概括一般人群的健康状态,特别不适用于生理、心理均已衰颓的老年人。为此,中华医学会老年医学分会为寻求适用于中国老年人的健康标准而进行了长期的持续研究。

早在 20 世纪八九十年代,中华医学会老年医学分会就针对在全国广泛开展的老年人生理正常值测定,展开了对老年健康标准的研究,并于 1982 年在《中华老年学杂志》首次提出了关于健康老年人标准的 5 条建议。

相对于单纯以生理机能是否健全及有无疾病作为判断是否健康的传统观念,1982 年版的健康老年人标准确实有了一定的进步,对指导老年健康服务起到了一定的积极作用。然而,该版标准仅立足于以主要脏器有无器质性病理改变作为判断老年人是否健康的标志,无疑仍然存在着较大的局限性。为此,中华医学会老年医学分会又于 1995 年对 1982 年版的健康老年人标准进行了补充修订,将其调整、充实为 10 个条目并在《中华老年医学杂志》1996 年第 1 期发表。这一标准除了仍然强调老年人的生理因素外,还对老年人的精神、心理因素有了一定的关注,应该肯定,这确实是一大进步。但是,如果以生理、心理、社会适应等为主要内容的现代健康定义以及医学模式转变的社会要求来衡量,该标准仍然存在着较大的缺陷,比如在标准条文中对健康相关危险因素、社会参与度和社会贡献以及自我满意度、幸福感等方面均未做出应有的描述。

针对这些缺陷和问题,中华医学会老年医学分会于 2012 年 11 月下旬会同中华老年医学杂志编辑部的专家学者,对世界卫生组织及其他国家较有影响的健康老年人标准进行了充分调研与梳理,在此基础上拟定出 13 条中国健康老年人标准的建议稿供专家们讨论;其后又以讨论修订稿为基础,分别组织了两次专家讨论会,形成了接近于成熟的 5 条建议。2013 年 2 月,中华医学会老年医学分会组织召开了第四次讨论会,对 5 条标准的确定达成了一致意见,并于 2013 年 9 月召开新闻发布会,公布了经过长期而慎重研究所形成的《中国健康老年人标准》。

四、《中国健康老年人标准》的主要内容及理解要点

(一)2013 版《中国健康老年人标准》主要内容

2013 年中华医学会老年医学分会版《中国健康老年人标准》主要内容包括:

①重要脏器的增龄性改变未导致功能异常;无重大疾病;相关高危因素控制在与其年龄相适应的达标范围内;具有一定的抗病能力。

②认知功能基本正常;能适应环境;处事乐观积极;自我满意或自我评价好。

③能恰当处理家庭和社会人际关系;积极参与家庭和社会活动。

④日常生活活动正常,生活自理或基本自理。

⑤营养状况良好，体重适中，保持良好生活方式。

（二）中国健康老年人标准注解

对 2013 年中华医学会老年医学分会版《中国健康老年人标准》具体注解如下：

①本标准适用于≥60 岁人群，老年人指 60～79 岁人群，高龄老年人指≥80 岁人群。

②相关高危因素指心脑血管疾病的相关危险因素，主要有高血压、糖尿病、血脂紊乱。

A. 老年人血压范围：血压正常为＜140/90mmHg，其中高龄老年人应不低于 120/60mmHg；高血压（除年龄外无其他危险因素和病史）患者降压目标值＜150/90mmHg，其中高龄老年人应不低于 130/60mmHg。

B. 老年人糖化血红蛋白（HbA1c）范围：血糖正常者 5.0％～6.5％；糖尿病（无糖尿病慢性并发症）患者 6.0％～7.0％。

C. 老年人血脂范围：胆固醇（TC）3.1～6.2mmol/L，低密度脂蛋白胆固醇（LDL - C）1.8～3.9mmol/L，高密度脂蛋白胆固醇（HDL - C）＞1.0mmol/L，三酰甘油（TG）0.8～2.3mmol/L。

③简易智能量表（MMSE）

评分参考：总分在 27～30 分为正常，＜27 分为认知功能障碍。按文化程度区分：文盲＜17 分，小学＜20 分，中学以上＜22 分为痴呆。

④老年抑郁量表（GDS）简表

总分 15 分，＜5 分为正常。

⑤日常生活活动量表（ADL）

总分 100 分，达到 100 分为正常，高龄老年人达到 95 分为正常。

⑥体质量适中

体质指数（BMI）：体重（kg）/身高（m²）22.0～25.0kg/m²。

⑦良好生活方式

不吸烟，慎饮酒，合理膳食搭配，坚持科学锻炼。

（三）中国健康老年人标准理解要点

2013 版《中国健康老年人标准》行文简洁明快，含义表达科学，它比较明确地传递了以下关键信息：

一是跳出了单纯以"器官系统无疾病、生理机能正常"为健康标准的传统观念，着重强调重要脏器如心、脑、肾等器官的"增龄性改变"而非病理性病变，关注的是老年人的功能状况而非器质性状，以此突出老年人身体指标相较于其他年龄阶段的特殊性，提示人们对于即使有病的老年人，只要疾病在可控制范围，或者其功能状态尚能维持基本日常生活，即可视为健康老年人，因此须避免片面以相关指标变化就做出"不健康"结论的现象。标准提出"具有一定的抗病能力"，着重在于强调要关注老年人整体的功能状态。

二是特意关注老年人在增龄过程中可能对认知功能产生的影响，因而把老年人的健康标准之一界定为"认知功能基本正常"，从而承认并科学地把握老年人随年龄增长而必然表现出的认知变化。同时，把"处事乐观积极""自我满意或自我评价好"等作为判断老年人健康状况的重要元素，这些标准融入了国际上较新的老年人健康概念，有利于调动老年人以积极的心态维护自我健康的主观能动性。

三是充分体现了积极老龄化的原则理念。"积极老龄化"是以联合国关于"独立、参与、尊严、照料和自我实现"原则概括出来的一个政策理论，它强调老年人应该充分发挥自己的潜能，积极参与社会活动，提高生活质量，使健康、尊严、权利、参与和保障尽可能获得最佳机会和充分的保护、照料及保障。《中国健康老年人标准》鼓励老年人积极参与社会活动，积极融入家庭和社会，让他们意识到其整个生命过程中体力、精神状态及社会参与的潜力，即使高龄，但仍能发挥对家庭、同行、社会及国家的贡献，增加幸福感和归属感。

四是摒弃了传统观念片面强调对老人生活照顾务须周全的消极养老策略，强调老年人的生活自理能力以及日常生活活动状况，认为健康老年人其生活应该能够自理或基本自理，即使老年人存在着疾病，但只要具备维持基本日常生活的能力便也可视为健康老年人，这与以往认为"有病就不健康"的观念明显不同。

五是注重生活方式对健康的影响，倡导老年人养成健康的生活习惯，从而积极预防疾病，提高健康水平。世界卫生组织曾经做过调查研究，结果表明，影响健康的因素着重表现在生活方式、遗传因素、社会因素、医疗因素、环境气候因素等五个方面，而生活方式对健康的影响要占到各种因素中的60％，因此将养成良好的生活方式作为老年人健康标准确实有着非常积极的现实意义。

【思考题】

1. 什么是健康？

2.2013版《中国健康老年人标准》主要内容有哪些？

（昝加禄）

第三节　衰老与老年人的功能状况

一、衰老的定义

衰老是指从生殖成熟后开始，机体各器官结构不断加速退化和功能进行性下降乃至丧失，直至死亡的过程。衰老具有以下五大特性：

（一）衰老累积性

所谓衰老累积性，指衰老是生命体的生物性状长期逐渐退行性改变不断积累的结果，且具有不可逆转的特性。

（二）衰老普遍性

所谓衰老普遍性，指衰老是同种生物在大致相同的生命周期内都会表现出大致相似的衰老现象和衰老过程。

（三）衰老渐进性

所谓衰老渐进性，指衰老的过程是持续渐进的演变过程。

（四）衰老内生性

所谓衰老内生性，指受遗传基因即生物钟程序的决定，支配着衰老的进程；当然，也不排除受环境因素的影响。

（五）衰老危害性

所谓衰老危害性，指衰老进程不断损害机体的健康，直至疾病丛生，疾病又加速衰老，形成恶性循环，致使各主要器官功能丧失、衰竭，终至死亡。

二、老年人划分标准

（一）年龄分类

1. 年代年龄（历法年龄、时序年龄）

年代年龄为出生后按日历计算的年龄，也叫实足年龄，不以人们意志为转移的客观记载。

2. 生物学年龄（即生理学年龄）

生物学年龄表示个体组织结构和生理功能的实际衰老程度，可用来预计某一个体未来的健康状况，估计其寿命。

3. 心理年龄

心理年龄是指人的整体心理特征所表露的年龄特征，与实际年龄并不完全一致。

（二）年龄划分标准

欧美发达国家以 65 岁及 65 岁以上为老年人。我国中华医学会老年医学会 1982 年规定，把 60 岁作为老年人分界，45~59 岁为老年前期，即中老年人，60~89 岁为老年期，即老年人，90~99 岁为长寿期，100 岁以上为寿星及百岁老人。世界卫生组织（WHO）根据现代人生理、心理上的变化，将人的年龄界限划分为：45~59 岁为老年前期，60~74 岁为年轻老年人，75~89 岁为老老年人，90 岁以上为非常老的老人或长寿老人。

三、老年人的功能状态

老年人机体功能状态的评价和预测与许多因素相关。人体的功能状态是机体对一些条件和因素综合作用的系统反应，老年人的活动指标是评价功能状态改变的标准。因此，分析作用于老年人功能状态和活动指标时应考虑老年人的生理机制：心理活动的神经生理机制、肌肉系统的功能机制、循环和呼吸等各器官系统的生理机制等。

老年人的功能状态从类别而言分为生理功能、躯体功能、各器官功能，每一功能状态直接影响老年人生活质量。

（一）老年人功能状态的定义

牛津的定义是指一种行为模式，通过此行为某物实现了它的目的。老年人的功能状态是指老年人在其正常状态下完成日常活动的能力，如生理活动、精神活动及社会活动。这种能力通常包括 4 个方面：能力、表现、储备及能力利用。老年人的功能状态也叫老年人的日常生活能力，是老年人群健康相关生活质量的一部分，指老年人个体从事日常活动的能力。伴随年龄增长，老年人正常功能状态呈明显的下降趋势，并与各项生活活动的复杂、难易程度有关。

（二）老年人功能状态的意义

对老年人而言，老年人的功能状态可以看作是评判老年人广义健康的唯一标准。老年人功能状态问题的研究是继对死亡率及死亡结构问题研究后对老年健康问题的深化。老年人功能状态更加关注老年人生活质量及无障碍生存。研究表明，良好的居住和工作环境、高质量的医疗保健，良好的社会经济状况会促进老年人更好的功能状态，维持更好的健康状况。

日常生活能力（Activity daily level，ADL）是反映老年人健康状态的重要方面，是对老年人独立生活能力的测定。ADL 能力下降可造成老人生活不能完全自理，必将使老年人活动范围缩小，与外界的接触减少，继而信息量下降，大脑的积极活动减少，造成废用性衰退。同时，由于与外界交流少，老年人普遍存在孤独感，影响老年人的健康自评结果。

（三）老年人功能状态的内容

老年人功能状态通常包括 4 个方面：能力、表现、储备及能力利用。日常生活能力（Activity daily level，ADL）是老年人功能状态最基本的外在表现形式，包括基本日常生活活动能力（Basic activities of daily living，BADL）、工具性日常生活活动能力（Instrumental activities of daily living，IADL）、高级日常生活能力（Advanced activities of daily living，AADL）三个方面的表现。老年人功能状态具备储备和外显形式，可以通过锻炼得到提高，因此，老年人功能状态的评估及康复是维持老年人群功能及提高生活质量的重要内容。

（四）老年人功能状态的影响因素

老年人的功能状态因年龄、性别、体质、疾病状况、婚姻状况、居住情况、就业史、经济状况、接受教育程度等不同而有明显差异。老年人的功能状态还与社会支持、经济状况、心理和精神状态有关。从社会经济学角度考虑，高龄和低社会经济状态无论是对男性或是女性都会使其功能状态更差。

（五）老年人功能状态的评价方法

伴随年龄的增长，老年人要有持续、健康的功能状态来抵抗老年带来的风险，更需要外在因素的支持和维护。心理因素对老年人功能状态的维护至关重要。

对老年人群而言，维护老年人的功能状态是老年医学针对患者疾病和治疗目标导向的、基于循证的出发点。尤其对功能受损老年患者的康复，其核心就是依据评估结果和老人个体需求做好个性化的康复干预，从而达到功能维护。常用的评价方法包括：

1. 对健康状况的自我评估和幸福度测量

健康自评量表很多，其量化方法可用分级法（一般分为五级）或图表法。老年人幸福度的测量，多采用纽芬兰大学的老年幸福度量表（详见第七章第三节）。

2. 日常生活功能的评估

日常生活功能包括老人常见的进食、穿衣、洗澡、上厕所、移动和两便控制等基本生活能力和一些较为复杂的日常生活功能如外出、购物、管理钱财、做饭、洗衣等。常用日常生活能力评估相关量表进行评估。

3. 智能评估

随着年龄的增长，到老年期时，各种脏器都有不同程度的萎缩，造成老年人记忆下降，甚至出现智能障碍。许多慢性疾病也会造成患者智能缺陷。智能缺陷尤其是智力下降严重影响老年人的生活质量。对老年人群而言，常用简易智能评估量表（MMSE）或者长谷川智能量表以及其他神经心理评估量表进行评价，并定期复查。

4. 社会功能评估

社会功能评估主要评估社交能力，如理解、视、听、交谈能力等；评估老人的社会资源如家人、亲戚及朋友等；评估老人社会支持是指老人生活及疾病需要帮助时能从社会资源中得到支持的可及性和可得性。用于评估老人社会功能的量表较多，如家庭功能的APGAR问卷、社会支持评定量表（SSRS）、领悟社会支持量表（PSSS）等。

【思考题】

1. 衰老的特性有哪些？
2. 我国老年人如何划分年龄分组？
3. 什么是老年人的功能状态？

（吴仕英）

第四节 老年疾病的特点

老年病是指老年期（60岁及以上）患者在各种原因作用下所罹患的疾病或多发的疾病。老年病与其他年龄组所患疾病的特点有着本质的区别。老年人患病后，具有起病隐袭、临床表现犹如冰山一角、症状不典型或仅表现出功能减退等特点，常易被误认为自然老化，不被本人、家属及医师所重视。

一、老年病学

老年病学又称为老年临床医学，是一门研究人类老年期变化与老年性疾病防治以及老年保健、促进老年人身心健康的一门综合性边缘学科，是现代老年医学的重要组成部分，也是现代临床医学科学的一个重要分支学科，是老年医学中范围最广泛的一组临床学科群。老年病学是一门重要而独立的学科。

二、常见老年疾病的分类

大量流行病学调查发现，在大中城市，威胁老年人健康的主要疾病依次为：高血压、冠心病、高脂血症、慢支、肺气肿、脑血管病、恶性肿瘤、糖尿病，其中高血压病的患病率高达30%至70%。病死率依次为：肺炎、脑出血、肺癌、胃癌、急性心肌梗塞等。死亡率则以脑血管病、心脏病、恶性肿瘤及呼吸系统疾病居前4位。常见老年疾病主要分类如下。

（一）老年疾病的分类

1. 老年原发性疾病

老年原发性疾病即老年人特有的疾病，非老年期罕见，这类疾病只有老年人才得，并带有老年人的特征。老年原发性疾病主要是指正常衰老过程中必然发生的组织结构和功能障碍性疾病，如老年性痴呆、脑动脉硬化、帕金森病、老年性耳聋、前列腺肥大、老年退行性骨关节病等。这类与衰老退化变性有关的疾病随着年龄的增加而增多。

2. 老年继发性疾病

老年继发性疾病主要是指在老年期患病后继发的疾病，如脑动脉硬化基础上继发的脑血管意外——脑卒中。

3. 老年易感性疾病

老年易感性疾病是指多见于老年人的疾病，非老年期少见，如高血压、心脏病、动脉硬化症、老年性痴呆、脑血管障碍、关节疾病（退化性等）、骨质疏松症、糖尿病、恶性肿瘤、感冒及肺炎、支气管炎、肺气肿，意外事故及老年人肌肉、关节衰退等。

4. 老年常见性的疾病

非老年期也常见，包括多数任何年龄均可发病的疾病，如高血压、糖尿病、恶性肿瘤、肺部感染和胆石症等。这类疾病既可在中老年期（老年前期）发生，也可能在老年期发生。但以老年期更为常见，或变得更为严重。它与老年人的病理性老化，机体免疫功能下降，长期劳损或青中年期患病使体质下降有关。如恶性肿瘤、痛风、震颤麻痹、老年性变性骨关节病、老年慢性支气管炎、肺气肿、肺源性心脏病、老年性白内障、老年骨质疏松症、老年皮肤瘙痒症、老年肺炎、高脂血症、颈椎病、前列腺肥大等。

5. 老年少见性的疾病

如儿童期的各种传染病麻疹、手足口病等很少在老年人中发病。

（二）常见的老年疾病

常见的老年疾病见表1-1。

表1-1　常见的老年疾病及发生率

系统	疾病	发生率（%）
心血管系统	冠心病	49.6～65.0
	高血压	42.5～52.0
	心律失常	32.0～45.0
呼吸系统	慢性支气管炎	43.1～55.3
	肺气肿	10.5～13.1
	肺源性心脏病	0.6～8.0
	陈旧性肺结核	18.0～31.3
消化系统	溃疡病	11.3～26.0
	慢性胃炎	11.9～33.7
	肝硬化	1.3～7.0

续表

系统	疾病	发生率（%）
神经系统	脑血管意外	5.6~7.0
	震颤麻痹	1.3
内分泌代谢系统	高脂血症	16.4~43.8
	糖尿病	20.5~21.3
	痛风	0.6~1.5
运动系统	颈椎病	21.0~32.5
	肥大性脊柱炎	11.3~55.0
其他	白内障	25.3~35.0
	耳聋及听力障碍	15.6~63.6
	恶性肿瘤	1.7~2.5

注：引自宋岳涛主编. 老年综合评估. 北京：中国协和医科大学出版社，2012.

三、老年病的临床特点

由于老年人的生理、病理特点与常人有不同之处，所以老年病亦有其特点，其临床表现也有一定特殊性，可以归纳为以下几个方面：

（一）患病率高

伴随人口老龄化，老年人平均寿命延长，老年人慢性病患病率增高。据相关调查显示，老年人慢性病患病率为76%~89%，因病失能老人的比例也伴随人口老龄化逐年增加，多数老人患有多种疾病。从慢性病的发展趋势和流行病学调查资料显示，我国老年人常见的慢性疾病主要包括高血压、脑血管疾病、糖尿病、恶性肿瘤、慢性阻塞性肺疾病（COPD）、前列腺增生和白内障等。

（二）患病因素多

老年病不同于其他疾病的基本界限，就是致病因素与机体的衰老密不可分。进入老年期后，老年人的机体逐渐老化、免疫功能下降、各器官和组织功能处于衰退状态，任何一种因素作用于老年人都可能引起老年病的发生。老年病常常为多病共存、病理机制复杂，经常有非一种疾病在临床表现中占优势的特点，而且同种症状可以由多种原因导致。如尿失禁可以因为感染、药物、脑卒中等多种原因引起或加重。

伴随生物医学模式的转变，老年人的精神状态、社会适应能力、不同的社会生活环境等都可导致老年人疾病的发生。

（三）多病共存

老年人患多种疾病可能是青中年疾病的延续和逐渐累加，也可能是老年期的新发病，主要表现为同一名患者患有多种疾病，或者同一器官及系统发生多种疾病，这是老年病的一个较典型的流行病学特点。有的老年人甚至一个脏器出现多种病变。据 Howell 报道，65 岁以上的老年人平均患有 7 种疾病，最多达 25 种疾病。老年人可以同时患有冠心病、高血压、高脂血症、颈椎病、白内障和腰肌劳损等。由于同时存在多种疾病，必然使其临床表现变得复杂和不典型，增加临床诊断和治疗的难度。

（四）临床特征不典型

1. 非特异性症状多见

老年人常常多系统同时患病，如同一名老人可同时有原发性高血压、糖尿病、关节炎、抑郁、脑梗塞等疾病。也可以是同一器官、同一系统发生多种疾病，如肺心病老人可合并冠心病和/或心脏瓣膜退行性变；胆囊炎老人可合并慢性胃炎、十二指肠溃疡或者胆结石。由于多种疾病相互影响或者一种疾病的症状被另一种疾病所掩盖，老年人群患病后临床症状往往不典型。例如，老年人患肺炎时常无明显发热、咳嗽、呼吸困难等症状，或仅仅表现出食欲差、神志淡漠、全身乏力、脱水状态等。

2. 老年人对疼痛的反应性及敏感性降低

老年人由于机体形态变化和生理功能的衰退，感觉敏感性、反应能力减弱，对于疼痛和疾病不会像中青年一样敏感，表现出敏感性减弱，因此，疾病的症状容易被忽略。例如当发生急性心肌梗塞、内脏穿孔等时，中青年可表现极度疼痛和不适，而老年人可能仅仅表现出一些胸闷、心慌或呕吐等不适，有的甚至没有什么感觉。

3. 老年人发病多出现精神及神经症状

老年人不论患何种疾病，都易发生意识障碍，这与老年人患有脑血管硬化，脑供血不足，加之各器官功能减退有关。当老年人发生感染、发热、脱水、心律失常等现象时，容易出现嗜睡、谵妄、神志不清，甚至昏迷等意识障碍症状，一旦原发疾病得到控制，意识障碍也会消失。因此，对老年患者，要重视客观检查，尤其体温、脉搏、血压及意识的观察极为重要。

（五）疾病进展快

老年人各种器官功能减退、机体适应能力及代偿能力差，机体的器官储备功能处于衰竭的边缘，一旦急性病或慢性病急性发作时，内环境易不稳定，病情可在很短时间内迅速恶化，并导致其他系统、器官的瀑布效应，使原来勉强维持代偿状态的器官迅速衰竭，严重危及患者生命，使临床医师措手不及。例如，老年人发生急性心肌梗塞时，可能没有任何症状或仅有头晕、胸闷或气短，但可很快出现心力衰竭、心源性休克，甚至猝死。

（六）疾病并发症多

1. 多系统功能障碍或多器官功能衰竭

受多种因素的影响，导致进入老年期的老人抵抗力下降，当受到外界或自身不利因素的侵袭后极易发生感染或出现多病共存现象。同时由于老年人的脏器储备功能低下，免疫力减退，适应能力减弱，机体的自稳性差，在没有意外打击的情况下，尚可保持平衡，进行正常活动；但在疾病或应激状态下如感染、创伤、出血时，很容易发生功能不全或衰竭现象，其中以心、肺、肾和脑的功能较易受影响。

老年人发生多器官功能衰竭，主要见于两种情况，一种是由于严重感染、败血症性休克、创伤、急性药物或毒物中毒等因素使原本各脏器功能正常或相对正常的老年人出现两个或两个以上器官功能同时或者相继发生衰竭；另一种情况是很多老年人患有多种疾病，各种慢性疾病导致老年人各脏器功能不全或者衰竭，从而出现多系统功能障碍。

老年人一旦发生多脏器功能衰竭，病死率较高，其病死率除与年龄有关外，还与受累器官的数目多少相关，受累 3 个器官的老年患者其病死率为 57.1%，受累 4 个及 4 个以上者死亡率大幅上升。

2. 水、电解质和酸碱平衡紊乱

老年人口渴中枢的敏感性降低，因此饮水量不多，即使体内缺水仍然口渴感不明显，容易发生脱水，水分的丧失必定伴有电解质的紊乱。其次，老年人的脏器呈萎缩状态，细胞外液明显减少，细胞内液绝对量减少，而且在体液中所占比重亦明显降低。同时老年人的内环境稳定性差，代偿能力减退，稍有诱因也可导致水电解质紊乱、酸碱平衡失调，其发生率高且进展迅速。另外，老年人肾脏处理钾的能力减低，如有腹泻或呕吐容易产生低血钾，如因便秘而使用泻药或需利尿而使用利尿剂，必须小心防止失钾；而肾功能减退伴有感染时，又容易发生高血钾。

由于老年人口渴感觉不灵敏，因此在照顾老人时应注意舌的干燥与否、皮肤弹性以及有无少尿或体重减轻。

3. 血栓和栓塞

老年人常因各种疾病或手术长期卧床，易发生深静脉栓塞和肺栓塞，严重者可致猝死。这与老年人的肌肉萎缩、血流缓慢及老年人血液黏度增高有关。故应注意卧床老年人的主动及被动的肢体活动及翻身。

（七）多种老年综合征或老年问题出现

老年综合征一般指老年人由多种疾病或多种原因造成的同一临床表现或问题。常见的综合征有跌倒、痴呆、尿失禁、谵妄、晕厥、抑郁症、疼痛、失眠、多重用药、老年帕金森综合征和脆弱综合征等。对于老年患者，一种疾病可能会有几种老年综合征的表现，或不同的疾病会出现同一种老年综合征的表现。老年人群在疾病急性发作时常常会出现典型老年病"五联征"：精神症状、跌倒、不愿活动、大小便失禁与生活能力丧失。

（八）疾病诊断要点及治疗反应

老年人群疾病的诊断相对其他人群复杂多变，主要由于老年人群病史不清晰、病情迁延，多病共存，表现无特异性，辅助检查方面很多尚缺乏老年人群独有的特点。这就给老年病的诊断和合理治疗增加了很大的难度。目前，由于缺乏专业的老年病医师，遇到较复杂的老年病时需要邀请多科室、多专业的医师共同诊断，提出合理的治疗方案。

老年人对药物的治疗反应差异较大，要注意以下两点：一方面伴随增龄，机体内环境的稳定性降低，表现为代谢水平下降，耐受能力降低和个体间的差异扩大，药物易在体内积蓄、治疗量与中毒量更加接近，应用于一个老年患者毫无反应的剂量，对另一个老年患者可能会发生猝死的副作用，故更应强调治疗剂量的个体化；另一方面，同样的一种治疗药物，在年轻人与老年人之间反应不同，疗效不同，副反应也不同。老年人患病后恢复慢，病情容易反复。

（九）多学科团队参与康复与护理

由于老年病的复杂性与特殊性，导致了老年病的诊疗、康复与护理需要由多学科成员组成的团队共同参与，需要对老年病患者进行综合评估。老年综合评估是涉及多方面和多学科的诊断过程，以此来确定老年人在躯体、精神心理、生活环境、社会行为及其功能状态等方面存在的问题。目的是为老年患者制定一个协调的、综合的短期或长期的诊疗计划和照料计划，促使老年人尽可能康复。多学科团队具体包括老年病医师或全科医师、老年病护士、老年康复治疗师、营养师、临床药师、社会工作者、心理师和咨询工作者等，在团队的共同努力下，使老年病患者在合理的护理照料中逐渐康复，恢复健康。

【思考题】

1. 老年病有哪几类？
2. 老年病的临床特点有哪些？

（官晓玲 吴仕英）

第五节 老年期特征及共病情况

一、老年人的生理病理特点

随着年龄的增长，老年人在生理上逐渐发生了一些相应的变化，这些变化存在着个体差异，也有其共同的特点。比如：衰老过程中普遍存在组织更新与修复能力明显下降、器官生理功能逐渐减退、免疫功能下降、应激能力减弱等。在机体老化衰退基础上，老年疾病也相应发生。因此，掌握老年人各系统的病理生理上特点，对于防治老年性疾病具有重要的指导意义。

（一）老年人呼吸系统的生理病理特点

老年人由于肺组织僵硬、弹性回缩力衰退、肋软骨钙化、运动减弱、脊柱萎缩甚至驼背或是胸廓硬化变形而呈桶状胸及生理性肺气肿等，导致肺活量减少，残气量增加，换气效能减弱，通气功能降低，尤其患慢性支气管炎时，痰液分泌增加，气道阻塞，加重呼吸负担。

老年时，大脑对延髓呼吸中枢的调节作用减弱，颈动脉窦的化学感受器对缺氧变得较为敏感，呼吸中枢对 CO_2 等化学刺激的敏感性升高、肺机械感受性反射（黑－伯反射）减弱，容易因为呼吸交换功能异常导致脑功能异常。

（二）老年人循环系统的生理病理特点

老年人心肌收缩力降低，舒张不完全，心排血量和每搏输出量均减少，而血压却随年龄增长而上升。老年人由于血管弹性降低、动脉粥样硬化斑块增加，血流速度减慢、外周阻力增大，因此，动脉收缩压可上升很高而舒张压则较低，脉压增大。

老年人由于颈动脉窦和主动脉弓压力感受器敏感性下降，反射性调节血压降低，对于抗重力效应的正常代偿机制减弱，突然由仰卧位变为坐位或立位时，老年人易发生直立性低血压。

（三）老年人消化系统的生理病理特点

研究表明，老年人胃黏膜和胃腺萎缩，主细胞和壁细胞减少，胃酸分泌下降，胃液的消化能力减弱，胃排空速度减慢，常发生便秘，食欲降低。由于胃酸分泌减少，使钙、铁和维生素 D 吸收减少，易发生营养不良，可导致老年人患缺铁性贫血、骨质软化等。

随着衰老，肝脏的质量减少，部分肝细胞的酶活性降低，肝脏解毒功能减弱，蛋白质的合成和储备减少，血浆白蛋白下降，球蛋白及纤维蛋白原相对升高，血胆红素减少。老年人胆囊壁和胆管壁增厚，胆囊变小及收缩功能下降，胆汁浓缩并含有大量胆固醇和胆红素，故易沉积而形成胆石。另外，老年人的牙齿也逐渐松动脱落，牙龈萎缩，这对于食物的咀嚼和消化有很大影响。

（四）老年人泌尿、生殖系统的生理病理特点

肾脏质量随增龄而逐年减轻，老年人肾功能减退，其表现如下：①肾血流量（RBF）减少；②肾小球滤过率（GFR）下降；③肾小管分泌、重吸收和排泄功能下降；④肾的浓缩功能减弱；⑤肾的酸碱调节作用减弱。老年人因膀胱萎缩引起其容量减少，同时，膀胱括约肌的萎缩，常有多尿及尿潴留。男性老人因前列腺增生肥大可引起尿频、夜间多尿、尿失禁等症状。

女性平均到 45～55 岁，由于卵巢分泌雌激素的功能减退，便转向老年过渡的更年期，月经逐渐停止，又叫绝经期。男性睾丸功能在 65 岁左右开始逐渐减退，可能有类似女性在更年期常出现的症状。

（五）老年人神经系统的生理病理特点

随着年龄增长，神经细胞的数目随着正常的老化而减少，脑血流量减少，神经细胞内神经元纤维变性、老年斑形成、颗粒空泡变性和脂褐素聚积等结构出现，伴随神经递质，尤其是多巴胺和胆碱能系统的改变，可广泛影响老年人中枢神经系统的功能。

（六）老年人内分泌系统的生理病理特点

老年人内分泌功能减退主要表现在：甲状腺功能降低、肾上腺皮质功能下降、对胰岛素敏感性降低和葡萄糖耐量减少，下丘脑－腺垂体－性腺（睾丸、卵巢）系统的活动减弱、性激素分泌减少、性功能失调等。

（七）老年人感觉系统的生理病理特点

伴随年龄增长，老年人屈光能力变差而发生老视眼，晶状体退行性变造成老年性白内障。65 岁以上的老年人听力减退较普遍，男性比女性多见。同时，老年人由于味觉和嗅觉减退，故觉得饭菜味道不浓，喜欢多加调料或偏食。

老年人皮肤痛觉、冷热觉减退，易招致外伤或烫伤；老年人皮肤汗腺减少，散热能力降低，因而怕热。由于皮肤天然防护作用减弱，老年人易感染真菌，湿疹也较常见。

（八）老年人免疫系统的生理病理特点

老年人免疫功能下降，主要表现为对外源性抗原产生抗体能力下降，对自身抗原产生抗体能力却增强，易患自身免疫性疾病。

由于老龄化使免疫功能下降、抵抗力降低，疾病增加、感染发生率升高。而与年龄相关的许多慢性疾病，如慢性阻塞性肺气肿、癌症、糖尿病等均可增加对感染性疾病的易感性。

二、老年临床药理学特点

老年人随着机体的衰老，药物的代谢动力也发生了相应的改变，特别是吸收、代谢、

排泄等方面。

（一）吸收

药物的吸收不仅与给药途径有关，而且与机体内环境也有关系，比如：血流、局部的pH值、胃肠的蠕动、胃液的分泌等等。随着机体的衰老，这些因素都发生了改变，比如胃液分泌减少、胃肠蠕动减少等，都影响药物的吸收。

（二）代谢

药物的代谢是指药物在体内发生化学结构的变化。这是一个化学过程，需要酶的催化作用，而这些酶又需要机体的肝脏、细胞来合成。老年人群机体的老化、功能的减退无疑会影响这些物质的产生，所以，对老年人群容易出现药物蓄积，易增加药物毒性及不良反应。

（三）排泄

药物的排泄是指药物的代谢产物通过不同的途径排出体外的过程，一般来说有肾脏、肺以及汗腺、唾液腺之类的一些腺体。肾脏是主要的排泄途径。机体的衰老，器官的老化，会影响代谢过程，也会增加药物的毒副作用。

三、老年人共病的概念

老年人共病是指2种或2种以上慢性病共存于同一个老年人，简称为共病、多种慢性病共存或多病共存。慢性病不仅仅指老年人常见疾病（如高血压、糖尿病、冠心病等），还包括老年人特有的老年综合征或老年问题（如抑郁、老年痴呆、尿失禁、衰弱、营养不良等），以及精神心理问题和药物成瘾等。共病之间可以有相互联系，也可以是互相平行。

（一）老年人共病的发生率

共病在老年人群中更多见，在美国，82%的老年人有1种及以上的慢性病，65%的老年人有2种及以上疾病。国内小样本统计数字也显示老年人共病现象非常突出，社区老年人有1种慢性病可达91.7%，有两种及以上慢性病达76.5%。随着人口寿命的延长，高龄老人的共病情况更加突出。

（二）老年人共病的危害

老年人共病带来的影响是多方面的，主要有：

1. 增加医疗资源的使用

美国的数据显示，有一种慢性病的老人平均每年医疗花销为211美元，而有≥4种慢性病的老人平均每年医疗花销可达13973美元。美国2001年医疗保险的数据也显示，≥3种慢性病的人群花掉了整个医保费用的90%。

2. 老年人群健康的影响

共病老年人发生不良事件和死亡率的风险显著增加，功能状态下降，生活质量下降。

3. 对医疗的影响

共病不仅使医疗决策变得复杂和困难，而且共病老年人往往要去多个专科就诊。在现有专科诊治模式下，经常会造成多重用药、治疗不连续、过度医疗等医源性问题。

四、老年人共病的处理策略

(一) 单病种治疗指南的缺陷

目前,各种慢性病的诊疗有各自的诊疗指南。制定单病种诊疗指南所依据的临床研究往往没有考虑到共病、高龄(>75 岁),因此,在依据单病种指南来处理共病老年人时,其作用是有限的,会使临床医师觉得力不从心。

(二) 老年人共病处理的原则

老年医学的宗旨是以老人为中心进行全人的医护照料,强调整体性和个体化。最终目标是为了改善老年人的功能状态和生活质量,因此,也决定了对于共病的处理不是简单的疾病诊治的叠加,而是需要根据老年患者的具体情况来综合考虑。

美国老年医学会(American Geriatric Society,AGS)在整理、总结了众多关于共病的研究文献之后,于 2012 年提出了处理共病老年患者的指导原则,包括了制定原则的依据、原则的内容及处理老年人共病的流程;并且制作了名为 "3 0r More" 的简易卡片,用流程图和表格形式详细说明了每一步的目的和操作方法,用于指导老年临床工作者规范处理共病的老年患者。指导性原则有以下五条:

①了解患者的意愿,并在制定决策时候加以考虑。

②了解循证医学证据及其局限性。

③制定临床决策时,需要充分考虑风险、负担、获益及预后。

④决策时考虑治疗方案本身的复杂性和可行性。

⑤选择那些能使获益最大、损害最小并且能够改善生活质量的治疗方案。

(三) 老年人共病处理的流程

共病的处理仍应强调以患者为中心,制订个体化的干预方案,最终目标是使老年患者获益。参考 AGS 流程结合国内情况,一般采用以下流程:

1. 考虑患者本人的愿望

共病的老年患者往往同时有很多医疗问题需要处理,虽然临床医生会根据患者的情况来决定哪些问题需要优先处理,但是在同时有多个问题可以选择或不同治疗方案之间有矛盾或不同治疗方案会导致不同结局的情况下,尊重患者意愿就是非常必要的。只有符合患者愿望的医疗方案才会得到患者的认可。

2. 进行老年综合评估

只有全面了解患者情况,才有可能制订出恰当的方案,才能保证这个方案不会出现偏差和遗漏。而老年综合评估(Comprehensive geriatric assessment,CGA)是老年医学的重要内容之一;CGA 不只是对躯体疾病的评估,还包括对治疗、老年综合征、情绪和认知状态、日常活动功能的评估,以及对社会支持的评估。对共病老年患者进行 CGA,可以全面了解其整体情况,以及目前治疗方案实施的情况,患者的依从性及依从性不好的原因等。

3. 考虑循证医学证据

在考虑循证医学证据时,应选取那些专门针对老年人进行的研究或者是涵盖了共病老年患者的研究。对于某些特殊问题,也有一些专科协会发布的专对老年人的建议可以作为参考。

（1）高血压：降压治疗的前提是不能影响有效的血流灌注，老年患者常有动脉硬化、血管狭窄，降压治疗更应考虑是否会影响患者重要脏器的血流灌注。

（2）糖尿病：美国老年病学会在 2012 年 12 月新颁布的共识中明确指出，应按照老年人的健康状态、共病情况及预期寿命来制定合理的降糖目标。对于预期寿命长的健康老年人，HbA1c 水平应控制在 7.0%～7.5%；对于预期寿命<10 年、有多种共病，或≥2 项日常活动力能（ADL）受限，或轻－中度认知功能障碍的老年患者，HbA1c 控制在 7.5%～8.0%；而对于预期寿命更短、健康较差，需长期护理，或伴有终末期慢性病，或中－重度认知功能障碍，或≥2 项 ADL 无法自理的，HbA1c 控制在 8.0%～9.0%即可。

4. 评估预后

慢性病从开始干预到能够让患者获益，需要一段时间才能看出效果。对于共病老年人予以医学干预，很重要的就是要考虑老年患者的预期寿命，从而大致判断所做的干预能否最终让其获益。如果患者的预期寿命不长，不足以从干预措施中获益，则失去了干预的意义。例如结肠癌、乳腺癌等肿瘤的筛查项目，均要求筛查对象有一定的预期寿命。

5. 合理取舍治疗方案

在决定了干预的目标、明确了哪些问题需要干预、是否值得去干预之后，还需要在众多方案中进行合理的取舍，共病的老年人难以在单次就诊或 1 次住院中解决所有问题，应行权衡取舍，优先解决患者所关注的问题，和对患者健康、生活质量有很大影响的问题，把次要问题放在后边，分次、分步予以干预。

6. 确保干预方案的实施

最终的干预方案明确后，应该和老年患者及其照顾者进行沟通，确保这个方案能够实施。有效的沟通不能只是简单告诉老人去做什么，只有让其明确了治疗目的、意义及可能出现的问题，才会有较好的依从性；对于认知功能下降的老人，还要考虑其执行力，是否需要人监督和帮助等。在制订干预方案时，还要考虑到可行性，例如，糖尿病合并骨关节病的老人，要考虑到骨关节炎对运动功能的限制。需要康复医师参与，给出可行的运动指导，依据老年患者的具体情况制订个体化的方案，才能被接受，从而得到有效的实施。

7. 定期随访，调整方案

共病老年患者的医学干预是一个长期、持续的过程。在实施干预方案后，需要定期评估干预的效果，并据此对干预方案进行适当的调整。

【思考题】

1. 老年人共病的概念。

2. 老年人共病有何特点？

3. 老年人共病处理原则有哪些？

（官晓玲　周　钢）

第二章　老年综合评估概述

第一节　常见老年综合征

老年综合征一般指老年人由多种疾病或多种原因造成的同一类临床表现或问题的症候群。常见的老年综合征有跌倒、压疮、痴呆、尿失禁、谵妄、晕厥、抑郁症、疼痛、失眠等。

一、跌倒

跌倒可发生在各年龄段，而老年人跌倒是一种突发事件，是机体功能下降和机体老化过程的反映，是一些急慢性病的非特异性表现，也是"衰老"造成意外伤害和导致老年人致残或致死的主要原因。老年人跌倒具有发生率高、危害大、原因复杂多样且反复发生的特点，不仅对患者的身心健康造成危害，而且对家庭和社会带来沉重的经济负担，已成为世界范围内广受关注的公共卫生问题。

相关流行病学调查显示：社区老年人 35%～40% 每年至少跌倒一次，住院老年人达50%，其中一半人会反复跌倒。老年人跌倒往往是由多种复杂因素相互作用所致，这些原因通常分为三类，即内因、外因和跌倒时病人的状态，其中内因起主要作用。跌倒的内因主要是指导致跌倒的生理因素和病理因素，如由年龄因素导致的相关功能减退和各种疾病，外因则是指与跌倒相关的环境因素和药物因素等。

跌倒造成的主要危害包括身体损伤、心理伤害和日常生活能力下降。身体损伤多表现为骨折（尤其是髋部骨折）、脑外伤、组织损伤或脱臼等，这些是导致老年人死亡的主要原因之一。心理伤害包括跌倒恐惧症、活动限制、功能减退、情感障碍（抑郁和焦虑）等。以上两方面的原因都必然导致老人日常生活能力下降，并增加老人及其家属因此而不得不承担的各种费用。

二、压疮

压疮是由于局部软组织持续受压，血流动力学改变，导致组织缺血、缺氧、营养代谢障碍而发生变性、坏死的病理过程，在病理，生理学上称为压力性溃疡或压疮。

美国自 1989 年开始每年进行压疮现患率的调查，2010 年压疮现患率为 9.2%～15.5%，医院内获得性压疮现患率为 5%～8.6%。我国徐玲等 2011 年联合全国 12 所大型医院调查，结果显示各类医院压疮现患率为 1.114%～1.720%。

压疮的高危人群主要包括长期卧床患者、手术后患者、昏迷患者、大小便失禁患者、瘫痪患者、消瘦患者、老年患者、营养不良患者、身体衰弱者。压疮不仅给患者带来痛苦，增加并发症，提高死亡率，而且明显延长患者住院时日，加重社会及家庭的经济负担。

三、老年期痴呆症

老年期痴呆症分为老年性痴呆、路易体痴呆、额颞叶痴呆、血管性老年痴呆、混合性痴呆以及全身疾病引发的老年痴呆。

老年痴呆症病因尚未完全明确，通常认为与多因素有关。该病起病潜隐，发病时间模糊不清，多见于 60 岁以上女性。临床表现为典型皮质性痴呆综合征，即记忆障碍，这是老年痴呆症早期的核心表现。患者主要为近记忆障碍、记忆保存障碍和学习新知识困难，如常忘记日常生活中的约会，表现为社会性退缩；往往倾向于机械地重复简单刻板的动作或行为；远记忆逐渐受累，如记不住生日、家庭地址和生活经历，严重时不识家人，出现错构和虚构症状。

四、尿失禁

尿失禁原因较多。老年人最常见的是张力性尿失禁，这是老年人神经内分泌功能下降、支持盆腔的结缔组织松弛和膀胱出口肌肉收缩力下降所致。尿失禁的其他原因包括神经性尿失禁、损伤性尿失禁、充盈性尿失禁、精神性尿失禁、急迫性尿失禁、药物性尿失禁等。

尿失禁常常导致患病老人因难闻气味而远离人群，不愿社交，性格孤僻，甚至出现抑郁症和痴呆症。对尿失禁老人要多关心体贴，在饮食起居上给予特别照顾，使他们保持心情舒畅、生活快乐。同时，鼓励老年人多活动，积极锻炼身体，增强体质，减缓衰老，从而减少尿失禁发生。

五、谵妄

谵妄又称急性意识模糊状态，表现为精神和认知功能紊乱急性发作，伴有功能进行性下降，自主生活能力丧失，最终可能导致死亡，是老年人常见致残或致死原因，老年谵妄发生率为 14%～56%。

谵妄的发病是多因素的，也可由单个病因起病。易感因素有高龄老人、痴呆或先兆认知功能障碍、严重疾病、病残、抑郁症、视力或听力障碍、运动功能损害等。谵妄的诱发因素有抗精神病药物、留置尿管、脱水、营养不良、大手术、感染、代谢紊乱、环境和社会心理因素等。

谵妄的临床表现主要有两种类型：抑郁型和兴奋型。前者以昏睡、精神运动功能减低为特点，多见于老年，总体预后较差，经常表现情绪低落或乏力，易被误诊。后者易激惹、警觉性增高，经常伴有幻觉，不易被察觉。此外，两种形式并存的老年谵妄患者不少，还有少部分谵妄老人表现为正常。

六、抑郁症

老年抑郁是老年期最常见的精神疾病之一，大多表现为急性或亚急性起病，好发季节为秋冬季。其病程为 6~8 个月，短的只有几天，长者可超过 10 年。其原因有遗传因素、生化代谢异常、大脑结构改变、继发性疾病、药物、社会及心理因素。

老年抑郁典型的发作表现为情感低落、思维迟缓、意志活动减退和躯体症状。老年期抑郁发作临床症状大都不典型，多有焦虑、烦躁情绪和明显的精神运动型迟缓、躯体不适等症状。

七、晕厥

晕厥是指一过性脑血流灌注不足引起的短暂意识丧失，以发病迅速、持续时间短、可完全自行恢复为特点。在普通人较常见，40~65 岁首发者约 5%，65 岁以上发病率升高，以神经反射性晕厥最常见，其次为心源性晕厥。

晕厥主要分为四类：神经介导性晕厥、心律失常性晕厥、器质性心脏病或心肺疾患所致的晕厥，脑血管性晕厥。

八、疼痛

疼痛是指组织损伤或潜在损伤所致的不愉快的主观感觉和情感体验。疼痛是多数疾病共有的症状，可为躯体提供威胁的报警信号，是一种不可缺少的生命保护功能，疼痛的感受个体差异较大。疼痛产生并不只限于损伤范畴（刺激伤害感受器引起），有些损伤不产生疼痛，或无组织损伤或损伤修复后产生疼痛。疼痛疾病是继心脑血管和癌症之后排列第三位，老年人疼痛发生概率更高，国外资料显示，疗养院的老年人疼痛发病率为 70%~80%，其中 45% 为慢性疼痛。

疼痛分类有多种：根据部位分浅表痛、深部痛、中枢痛；根据原因分为炎性疼痛、神经病理性痛、癌痛；根据发作和持续时间分为急性痛、慢性痛。老年人常患的疼痛疾病主要是颈腰椎及膝关节骨骼疾病、骨质疏松症、软组织痛、癌性疼痛、神经病理性疼痛和三叉神经痛等。

九、失眠

失眠是指睡眠时间或质量的不满足并影响白天社会功能的一种主观体验，是原发或继发性睡眠障碍，一般人群发生率为 43.4%，老年人为 50%。诱发失眠的因素众多，包括年龄及性别因素、心理因素、躯体疾病、精神性疾病、药物因素、睡眠卫生不良、环境因素等。

失眠的表现形式通常有：入睡困难（超过 30min）；睡眠维持障碍，夜间觉醒两次以上或凌晨早醒；睡眠质量下降，睡眠浅、多梦；总睡眠时间缩短，常少于 6 小时；日间残留效应，次日感到头晕、精神不振、嗜睡、乏力等。

失眠的分类：急性失眠，病程小于 4 周；亚急性失眠，病程大于 4 周，小于 6 个月；慢性失眠，病程大于 6 个月。

老年失眠可导致精神萎靡、注意力难以集中，记忆力下降，免疫力减退，容易发生跌倒、抑郁甚至认知障碍。

十、多重用药

多重用药（polypharmacy）是指同一名患者因共病同时使用 5 种及以上的药物。有资料显示，占美国总人口 12％的 65 岁及以上的老年人消耗了全国 25％的药品。其中，每个老年人使用处方药 2~6 种，非处方药 1~3.4 种，药物使用疗程长，剂量高，部分药品 1年以上，甚至 5~10 年。在我国目前老年人达 1.6 亿，老年人的多重用药概率特别高。老年人消费的处方药品占 23％~40％，非处方药占 40％~50％。

老年人多患有多种慢性疾病，导致治疗需要更多药物，加之生理功能退化，以及认知能力下降，使用药物时存在的诸多问题，导致老年人成为药物使用的高危人群。

多重用药常导致药物不良反应发生率高，多种老年综合征出现概率加大，影响老年人的生活质量。

【思考题】

1. 什么是老年综合征，常见老年综合征有哪些？

2. 针对跌倒、尿失禁、谵妄、晕厥、疼痛、失眠、多重用药等老年综合征应分别采取哪些干预措施？

3. 对老年综合征概念的提出，除可以知道直接干预外，还有什么意义？

（吴仕英 肖洪松）

第二节 老年综合评估技术

一、老年综合评估定义

老年综合评估是为了制订和启动以保护老年人健康和功能状态为目的的治疗计划，最大限度地提高老年人的生活质量而对老年人的躯体、功能、心理和社会经济状况等进行全面评价的多学科策略。老年综合评估不单纯是评估，也包括评估后的处理，实际上是多学科诊断和处理的整合过程。老年综合评估现已成为老年医学研究、教学与实践中必不可少的工具之一，其在国外已得到广泛应用，国内开展较晚，但目前也逐渐为越来越多的医务人员及家属所熟悉。

二、老年综合评估的特点

老年综合评估是老年医学的核心技术，它不同于传统的医学评估。老年综合评估不但包括医学方面对老年综合征、多重用药等的评估，还包括非医学方面如以智能量表及社会服务为主的社会学和以康复医学为主的功能评估。因此，老年综合评估具有明显不同于传统医学评估的特点，这些特点包括：

①老年综合评估以改善并维持自我生活照顾能力为最终目的。

②老年综合评估通常需要多个临床学科医师参与。

③老年综合评估的主要内容为筛查影响老人疾病预后和增加死亡率的老年综合征。

自我照顾能力是老年人独立生活，实现其社会功能的基本保证。增龄带来的身体功能退化，以及复杂的临床疾病背景是老年人自我照顾能力下降的主要原因。此时，通过应用老年综合评估可以帮助临床医生找出老年人潜在的多种临床问题。

三、老年综合评估的目标人群

老年综合评估的目标人群是指有多种慢性疾病、多种老年问题或老年综合征并伴有不同程度的功能损害，能通过老年综合评估和干预而获益的衰弱老年患者。

健康老人或严重疾病的患者（如疾病晚期、严重痴呆、完全功能丧失）不适合做老年综合评估。

四、老年综合评估的目的

老年综合评估的目的是运用老年综合评估的方法，客观、量化、准确地把握老年人个体健康损害的程度和原因，提高或恢复衰弱老年患者的功能状态，促使其最大限度地保持生活自理，提高其生活质量。老年综合评估的目的包括：

①早期发现老年人潜在的功能缺陷。
②明确老年患者医疗和护理需求。
③制定适合老年患者可行的防治策略。
④追踪、随访和评估防治效果，调整防治计划和策略。
⑤为老年患者长期合理使用医疗护理服务提供依据。

五、老年综合评估的内容

老年综合评估的内容主要包括全面的医疗评估、躯体功能评估、认知和情感评估、社会/环境因素、生活质量评估五个方面。通过这五个方面的评估，即可全面评价与老年人健康相关的所有问题，不仅可以评估老年人个体在哪些方面有健康损害，而且能客观评估其综合健康水平得分情况，尤其是老年人功能状态、精神健康情况和健康现状。老年综合评估的具体内容包括：

（一）老年人整体疾病的诊疗评估

老年综合评估需要多学科集中协作，通过采集完整的病史，包括慢性疾病史、手术史、外伤史、食物药物过敏史，家族史、健康习惯、详尽的用药史及症状系统回顾、社会经济情况，对老年人常见的疾病做出全面诊断和治疗，从传统的单一器官诊疗转向整体规范化处理，确保诊疗尤其是用药安全。

（二）老年人常见症状的评估

老年人常常存在记忆障碍、营养不良、听力和视力下降、牙齿脱落、骨质疏松与跌倒、疼痛和尿失禁等老年问题或老年综合征，直接影响到老年人身心健康和生活质量，及早筛查和评估这些问题并及时干预，对于提高老年人生活质量，减轻家属负担，减少医疗花费具有重要意义。

（三）躯体功能的评估

1. 日常生活能力评估

通过评估日常生活能力，及时发现其功能缺陷，采取有效措施以维护老年人正常生活。

2. 跌倒风险评估

评估跌倒的诱发因素，包括内在因素与外在因素。内在因素包括衰弱、神经肌肉和关节疾病，视力障碍、认知功能异常等；外在因素包括多重用药、照明、地面环境等。

3. 吞咽功能评估

评估是否存在吞咽困难以及吞咽困难的程度，通过评估对老人的膳食支持提供指导。

4. 平衡与步态功能的评估

评估老人是否存在平衡与步态功能障碍，有助于制定照护措施和防治跌倒。

（四）认知功能的评估

评估老人是否存在认知障碍或认知障碍可能的发展趋势，通过评估及时发现诱因和进行干预，可以延缓认知功能障碍病情进展。

（五）老年心理评估

包括精神、情绪和压力的评估。老年人因患多种慢性疾病，活动功能受限、兴趣爱好减少，易患焦虑和抑郁，开展心理情绪和压力的评估，可以加强心理疏导减轻压力。

（六）老年人经济和社会状况的评估

主要包括老年患者的经济状况、社会支持系统、角色与角色适应评估、医疗保险及报销比例、照护者负担与文化评估等与老年人的健康维护有着千丝万缕的联系，及时评估老年患者经济和社会状况，有助于制定合理、可行的老年综合干预措施。

（七）生活环境的评估

对老年患者居家环境进行评估或适宜的改造，有助于防止跌倒或降低跌倒发生率。

（八）生活质量的评估

主要包括生活满意度、主观幸福感的评估。生活满意度一般采用生活满意度指数 A 测定，而主观幸福感包括认知和情感两个方面的评估。

老年综合评估的内容、筛查方法和干预措施小结详见表 2-1。

表 2-1　老年综合评估的内容、筛查方法和干预措施小结表

评估内容		筛查方法	干预措施
全面的医疗评估内容	疾病	完整的病史、查体	针对性化验和影像学检查
	用药管理	详尽的用药史	剂量个体化、规范治疗,最好有临床药师参与
	营养	测体重、BMI、营养风险筛查	膳食评估,营养师的指导
	牙齿	牙齿健康,咀嚼功能评估	口腔科治疗,佩戴义齿
	听力	注意听力问题,听力计检测	除外耵聍,耳科会诊,佩戴助听器
	视力	询问视力问题,Senellen 视力表检测	眼科会诊,纠正视力障碍
	尿失禁	询问尿失禁情况	除去可逆原因,行为和药物治疗,妇科、泌尿外科会诊
	便秘	询问大便次数、形状情况	综合处理
	慢性疼痛	评估疼痛程度、部位	寻找病因,控制症状
认知及情感		关注记忆力障碍问题,3 个物品记忆力评估、MMSE 或 Mini-cog 检测	老年科或神经科专业评估和治疗
		老年抑郁量表(GDS)	心理科、老年科诊治
躯体功能		日常生活能力评估(ADL)	康复治疗、陪伴和照顾
		工具性日常生活能力评估(IADL)	
		跌倒史,步态和平衡评估	防跌倒宣教和居住环境改造
社会和环境		社会支持系统情况,经济情况	详细了解,社会工作者参与
		居住环境情况,居家安全性	家访,防跌倒改造
生活质量		生活满意度、主观幸福感	除去可逆原因,提高老年人生活质量

六、老年综合评估的实施

鉴于老年综合评估涉及的内容宽广和繁杂,在临床实践中老年综合评估的实施者主要由多学科团队(包括老年科医生、营养师、临床药师、语言治疗师、临床心理师、社会工作者及护士等)在门诊、住院部或老人院完成,也可由老年科医生分步进行。在接受老年人初次就诊时,应先处理关键问题并给出重要的建议,在随后的就诊中再完善其他的筛查评估,必要时请护士、社会工作者以及其他专科的医生如骨科、内分泌科、康复理疗科等参与评估和治疗干预。总之,CGA 需要医务人员、患者和家属共同参与,目标是维持老年患者的身心健康、躯体和社会功能,提高生活质量,这也是现代医学模式的切实体现。

【思考题】

1. 什么是老年综合评估(CGA)?
2. 老年综合评估的目的是什么?

(吴仕英　肖洪松)

第三章　医学评估

第一节　一般医学评估

老年人随着年龄的增长，多病共存导致表现不典型，致使疾病诊断及治疗存在较多问题，为更好地做好老年医疗、老年照护及康复，需要对老年患者开展一般医学评估。

一、一般医学评估主要包括的内容

（一）生命体征

生命体征，其内容应包括体温、脉搏、呼吸和血压。危重老年患者在监测时要增加神志、尿量、皮肤黏膜、瞳孔变化，结合基本生命体征，俗称"生命八征"。

（二）体型

个体的体型一般分为无力型（瘦长型）、正力型（匀称型）、超力型（矮胖型）。

（三）营养状态

营养状态评估时可根据皮肤、毛发、皮下脂肪、肌肉的发育情况进行综合评价，常用良好、中等、不良三个等级来对营养状态进行描述。

1. 营养良好

营养良好的老年人主要表现为黏膜红润、皮肤光泽、弹性良好，皮下脂肪丰满，肌肉结实而有弹性，指甲、毛发润泽，肋间隙及锁骨上窝深浅适中。

2. 营养中等

营养中等的老年人主要表现为皮肤、黏膜、皮下脂肪、肌肉及指甲状态介于营养良好和不良之间。

3. 营养不良

营养不良的老年人主要表现为皮肤黏膜干燥、弹性降低，皮下脂肪菲薄，肌肉松弛无力，指甲粗糙无光泽，毛发稀疏，肋间隙及锁骨上窝凹陷。

（四）体位与步态

老年人常见体位包括：身体活动自如，不受限制的自主体位，该种体位多见于正常人或轻症病人。老年人不能自行调整或变换身体位置的被动体位，见于肢体活动障碍、极度衰弱或意识丧失者。老年人为减轻痛苦，被迫采取特殊的强迫体位，常常见于哮喘发作病人、急性肠系膜炎等。

老年人常见的病理步态有：蹒跚步态、感觉性共济失调步态、肌痉挛步态、慌张步态、肌肉软弱步态、关节强直步态、关节不稳步态、脊柱性间歇性跛行步态、减痛步态、短腿步态、舞蹈步态、星迹步态、癔症性步态等。

（五）皮肤及淋巴结

1. 皮肤的评估

（1）颜色：皮肤苍白，见于重度贫血、寒冷、休克、虚脱等；皮肤发红，多见于饮酒、发热性疾病、一氧化碳中毒等；皮肤发绀，多见于缺氧；皮肤黄染，主要见于黄疸；色素脱失，常见于白癜风、白斑和白化症。

（2）湿度：出汗增多见于风湿病、结核病、甲状腺功能亢进、佝偻病等；手脚皮肤发凉而大汗淋漓称冷汗，见于休克和虚脱病人；盗汗，多见于结核病；皮肤异常干燥，见于维生素 A 缺乏、硬皮病、尿毒症和脱水。

（3）皮疹：斑疹，局部皮肤发红，不凸出于表面，多见于丹毒、风湿性多形性红斑病；玫瑰疹，多见于伤寒或副伤寒；丘疹，见于药疹、麻疹、猩红热、湿疹等；斑丘疹，见于风疹、药疹和猩红热；荨麻疹，见于食物或药物过敏。

2. 淋巴结的评估

淋巴结评估的内容主要包括局部或全身的淋巴结的大小、质地、能否移动、有无压痛等。

（六）头部、面部及颈部

1. 头部

头部评估包括头发、头皮和头颅的评估。

2. 面部

（1）眼部：①眼睑：评估是否有睑内翻（常见于沙眼）、上睑下垂（常见于重症肌无力）、眼睑闭合不全（双侧见于甲状腺功能亢进，单侧见于面神经麻痹）、水肿（常见于肾炎、营养不良、血管神经性水肿）；②眼球：是否有眼球突出（常见于甲状腺功能亢进）、眼球下陷（常见于严重脱水）。

（2）耳：外耳如有脓性液体流出，为急性中耳炎；有血性或脑脊液流出，提示颅底骨折。

（3）鼻：如鼻梁皮肤出现黑褐色斑点或斑片为日晒后或慢性肝病所致的色素沉着；鼻梁部皮肤出现红色斑块，病损处高起皮面并向两侧面颊扩展（蝴蝶斑），见于系统性红斑狼疮；鼻尖和鼻翼部位的皮肤发红，并有毛细血管扩张和组织肥厚，见于酒糟鼻；鼻腔完全堵塞，鼻梁宽平如蛙形，称为蛙状鼻，见于肥大的鼻息肉患者；鼻骨破坏后鼻梁塌陷，称鞍鼻，见于鼻骨骨折或先天性梅毒。

3. 颈部

颈项强直为脑膜刺激征，见于脑膜炎、蛛网膜下腔出血等。甲状腺肿大多见于单纯性甲状腺肿、甲状腺功能亢进或甲状腺肿瘤。

气管：一侧胸腔积液、血气胸、纵隔肿瘤时，气管向健侧移位；肺不张、肺纤维化、胸膜增厚粘连时，气管向患侧移位。

（七）胸部

1. 胸廓评估

（1）扁平胸：胸廓扁平，前后径短于左右横径的一半。见于瘦长体型者，亦可见于重度营养不良、慢性消耗性疾病，如肺结核、晚期肿瘤。

（2）桶状胸：胸廓呈圆筒状，前后径与左右径几乎相等，肋骨斜度变小，肋间隙增宽饱满，腹上角增大。见于严重肺气肿患者，老年人多为桶胸。

2. 肺部评估 对肺部的评估主要是对肺部进行视、触、叩、听四个部分。

（1）视诊：①呼吸频率，如呼吸过速（超过 20 次/分钟）多见于发热、心力衰竭等，呼吸过缓（低于 12 次/分钟）多见于镇静剂过量、颅内压增高等；②呼吸节律，如是否存在潮式呼吸（多见于脑炎、颅内压增高、中毒等）、间停呼吸（多见于临终前）、叹息样呼吸（多见于神经衰弱、抑郁症等）。

（2）触诊：①触觉语音震颤，如语音震颤增强，多见于肺组织实变或有炎症浸润；如语音震颤减弱或消失，多见于肺气肿、肺不张、胸腔积液或气胸等。②胸部摩擦感，多见于急性胸膜炎。

（3）叩诊：胸部叩诊音分清音、过清音、鼓音、浊音和实音；①清音：见于正常含气的肺部；②过清音：见于肺气肿；③鼓音：正常人可在左胸下侧方叩得；④浊音：正常人肝脏或心脏被覆盖的部分叩击呈浊音；⑤实音：见于不含气的实质性器官，如心脏、肝脏。

（4）听诊：胸部听诊是胸部检查评估最重要的方法。听诊明确肺部呼吸音的正常分布，有无异常，呼吸音异常程度，老年人呼吸音与中青年人有区别，要注意判定。

3. 心脏评估

（1）心界大小：心界的大小主要是通过叩诊来判断。左心室增大常见于主动脉瓣关闭不全，也可见于高血压性心脏病；右心室增大常见于肺心病；左右心室增大常见于扩张型心肌病、重症心肌炎、全心衰竭；左心房与肺动脉扩大常见于二尖瓣狭窄等。

（2）心率：正常成人心率 60～100 次/分，老年人多偏慢。成人心率超过 100 次/分，称为心动过速。心率低于 60 次/分，称为心动过缓。

（3）心律：听诊能发现的最常见的是期前收缩和心房颤动。心房颤动常见于二尖瓣狭窄、冠心病、高血压心脏病或甲状腺功能亢进。

（4）心音：正常心音有 4 个。通常只能听到第一心音和第二心音。①第一心音：第一心音增强：常见于二尖瓣狭窄、高热或甲状腺功能亢进。第一心音减弱：常见于二尖瓣关闭不全。第一心音强弱不等：见于心房颤动和频发室性早搏。②心脏杂音：器质性二尖瓣区收缩期杂音主要见于风湿性心脏病二尖瓣关闭不全和左心室明显扩大至二尖瓣相对关闭不全的疾病。舒张期杂音：二尖瓣区舒张期杂音，主要见于风湿性心脏病二尖瓣狭窄。主动脉区舒张期杂音，主要见于主动脉瓣关闭不全，主动脉区收缩期杂音，主要见于主动脉瓣狭窄。肺动脉瓣区舒张期杂音，常见于二尖瓣狭窄、肺源性心脏病等。

（八）腹部评估

1. 腹部外形的评估

（1）腹部膨隆：全腹膨隆：肥胖者、肝硬化门静脉高压症、心力衰竭、肾病综合征等所致腹腔大量积液时，腹部膨隆特点为平卧位腹壁松弛，液体下沉于腹壁两侧，致腹部呈宽扁状，称为蛙腹；腹腔内巨大肿块，如巨大卵巢囊肿、畸胎瘤等，腹部膨隆的特点是腹部呈球形，腹部外形不随体位的改变而改变。

（2）腹部凹陷：全腹凹陷：主要见于脱水和消瘦者。严重时前腹壁凹陷几乎贴近脊柱，肋弓、髂嵴和耻骨联合显露，腹外形如舟状，亦称舟状腹，见于恶病质。

2. 胃肠型、蠕动波及肠鸣音

（1）胃肠型和蠕动波：胃肠型和蠕动波多见于肠道伴发梗阻老人。

（2）肠鸣音：肠鸣音的表现见于以下几种情况：①肠鸣音活跃即肠鸣音达 10 次/分以上，见于急性胃肠炎、胃肠道大出血或服用泻药等所致肠蠕动增加时；②肠鸣音亢进：为机械性肠梗阻的表现；③肠鸣音减弱见于便秘、腹膜炎、低钾血症、胃肠动力低下等；④肠鸣音消失主要见于急性腹膜炎、麻痹性肠梗阻或腹部大手术后。

3. 腹部叩诊

正常情况下，腹部叩诊大部分区域为鼓音。移动性浊音：是确定腹腔内有无积液的重要检查方法。出现移动性浊音提示腹腔内有 1000ml 以上的游离液体。

4. 腹部触诊

触诊是腹部检查的主要方法。

（1）腹壁紧张度：全腹紧张度增强多见于急性胃肠道穿孔或脏器破裂所致的急性弥漫性腹膜炎；局部腹壁紧张度增加因腹内脏器炎症累及腹膜所致，如急性胆囊炎可见右上腹壁紧张，急性阑尾炎可见右下腹壁紧张。

（2）压痛及反跳痛：①压痛：位于右锁骨中线与肋缘交界处的胆囊点压痛为胆囊病变的标志，位于脐与右髂前上棘连线中、外 1/3 交界处的麦氏点压痛为阑尾炎的标志；②反跳痛：腹痛伴腹肌紧张、压痛与反跳痛并存，称腹膜刺激征。

（九）肛门与直肠评估

肛门与直肠的评估方法以视诊和触诊为主，辅以内镜检查。

（十）运动与感觉功能的评估

1. 运动功能的评估 个体的运动功能分随意运动和不随意运动两种。

（1）肌力：肌力是指肌肉运动时的最大收缩力。

肌力程度可分为 6 级，即：

0 级：完全瘫痪；

1 级：仅见肌肉轻微收缩，无肢体运动；

2 级：肢体可水平运动，但不能抬离床面；

3 级：肢体能抬离床面，但不能拮抗阻力；

4 级：能做拮抗阻力运动，但肌力有不同程度的减弱；

5 级：正常肌力。

不同程度的肌力减退可分别称为完全性瘫痪和不完全性瘫痪，不同部位或不同组合的瘫痪可分别命名为：

①单瘫：为单一肢体瘫痪，多见于脊髓灰质炎；

②偏瘫：为一侧肢体瘫痪，伴有同侧颅神经损害，见于脑血管病、脑肿瘤等；

③截瘫：多为双侧下肢瘫痪，见于脊髓外伤、炎症等所致脊髓横贯性损伤；

④交叉瘫：为一侧肢体瘫痪及对侧颅神经损害，多见于脑干病变。

（2）肌张力：肌张力增高，见于锥体束及锥体外系损害；肌张力降低，见于周围神经炎、脊髓前角灰质炎或小脑病变等。

2. 感觉功能的评估

痛觉：评估结果根据评估对象的感受不同，分别记录为正常、过敏、减退、消失。痛觉障碍见于脊髓丘脑侧束损害。触觉障碍见于脊髓丘脑前束和后索病损。温度觉障碍见于脊髓丘脑侧束损害。

二、老年人生活方式的评估

老年人生活方式的评估包括睡眠与休息、日常生活活动评估。

评估放松休息是否充足，应以老年人的主观感觉是否轻松或精力旺盛为判断标准；判断老年人个体睡眠充足与否，应以老年人在觉醒状态时能否保持良好的精神状态为标准。

评估内容包括：老年人对睡眠与休息的时间和质量的感知；老年人的睡眠环境与习惯；影响老年人睡眠的各种因素（生活习惯、疾病、药物等）；老年人睡眠与休息紊乱的症状与体征；引起老年人睡眠与休息紊乱的原因。

评估老年人日常生活活动包括日常生活活动能力及生活质量的评估。

三、老年人健康评估的方法与技术

（一）老年人健康评估的常用方法

1. 问诊

问诊是病史采集的主要手段，通过病史可以了解老人既往疾病，药物使用情况及目前的身体、情绪状态，为进一步健康管理奠定基础。

2. 体格检查

体格检查是指检查者运用自己的感官和借助于检查工具，如体温表、血压计、听诊器等，来客观地了解和评估护理对象身体状况的一系列最基本的检查方法。主要包括：视诊、触诊、叩诊、听诊、嗅诊。

3. 辅助检查

常用辅助检查有：心电图、胸片、超声、化验等检查，这些检查有助于协助明确老人的疾病诊断。

（二）老年人整体健康评估常用工具

主要指老年人整体健康功能评估工具，详见本书老年综合评估后续章节。

【思考题】

1. 生命八征是指哪些？

2. 营养不良如何分级，各有哪些主要临床表现？

3. 肌力如何分级及评定？

（丁光明　吴仕英）

第二节　老年急重症评估

一、老年急重症概述

随着我国人口老龄化的日趋加剧，老年人患病的比例日益增加，多数老人多病共存，这可以由一种或多种病因导致一个或多个器官、系统发生功能障碍、导致严重危及生命的状况。正确及时认识和识别具有高危因素的老年患者，及时提供系统的、高质量的医学救治护理措施，通过有效的干预措施，对病情进行连续性、动态的定性定量观察，为老年急重症患者提供规范、高质量的生命支持，有利于达到挽救生命、改善生存质量的目的。对老年急重症患者进行疾病的早期预警、严重程度的评估和治疗效果的评估，正确有效的实施生命监测护理技术，为医生进行监测目标导向的治疗方案的调整，改善患者的预后和生活质量具有重要的意义。老年急重症是指在 60 岁及以上老年人群中，病情发生急骤，病情重，发展迅速，甚至可能危及生命的各种情况。

二、老年急重症的危险因素

大众所患急重症的危险因素也是老年急重症患者的危险因素，如：高血压、高脂血症、糖尿病、高尿酸血症、肥胖等可以导致严重心脑血管疾病如冠心病、心力衰竭、卒中、猝死等；长期大量吸烟可以导致动脉硬化、COPD、肺心病、呼吸衰竭、肺癌等导致死亡。但对于老年患者来说，随着机体生理功能的萎缩和退化，机体代偿能力及应急能力下降，即使很小的诱因和病因都可能导致严重的疾病发生。如感冒，可使老年患者发生重症肺炎进而呼吸衰竭、感染性休克、多器官功能衰竭而危及生命；轻微跌倒可使老年患者发生脑血管意外、脾破裂、血气胸、严重骨折等发生生命危险。所以年龄是老年患者最重要的危险因素，在对待老年患者的护理和治疗上一定要考虑他们特殊的病理生理特点，做好对病情的观察评估，选择适合他们的护理治疗方法。

三、老年急重症的后果

老年急重症患者会因衰竭、意识障碍、听力下降、反应迟钝、语言文化差异等不能进行有效表达沟通，导致该类患者失去及时救治的机会。对该类患者的观察护理中更要仔细认真，按流程进行规范操作。

四、老年急重症患者评估的目的和意义

老年急重症患者评估的目的是应用先进的监测技术，对急重症患者进行连续、动态的定性和定量的严密病情观察，为医生提供真实、可靠的护理观察记录，准确及时执行医嘱。

对疾病的病理生理状态以及病情的严重性、迫切性进行评估，实现对护理治疗措施的评估和调整，为老年急重症患者提供规范的高质量的生命支持，有利于改善重症患者的预后。

通过重症监测和对老年急重症患者疾病的严重程度和器官功能损害的全面系统的评估，医师能通过正确分析评估而指导治疗。评估内容包括：①评估疾病严重程度；②连续评价器官功能状态；③指导疾病诊断和鉴别诊断；④早期发现高危因素；⑤评价加强治疗的疗效。

在强调治疗机体疾病，拯救患者生命的同时，还要对老年急重症患者进行精神心理评估，改善老年急重症患者的心理危机。

五、老年急重症的评估工具及方法

对老年急重症患者进行评估，选择合理有效的治疗护理措施，对于患者的康复十分有益。老年急重症的评估包括一般急诊医学评估及老年危急重症患者评分系统。

（一）一般急诊医学评估

老年危急重症的一般医学评估应从病史、查体、表格记录、实验室检查和其他辅助检查等方面进行。

1. 病史

第一步：快　要求在几分钟内突出重点。老年急重症患者往往不能自己提供病史，目击者、家属及看护者是病史提供的关键。需要了解主要症状，如疼痛、憋气、乏力、神志改变等，有无手术，服用药物情况或中毒等。重点应放在判断紧急问题和了解生理储备方面，特别是心肺储备。

第二步：全　这需要后续完善病史，补充所了解的既往史、药物和过敏史、家族史、住院情况和系统回顾等。

查体主要对重要生命体征评估即呼吸道、呼吸和循环（ABC）的评估，再系统检查各器官的功能。

2. 气道的检查

病因：创伤，出血，呕吐，异物，中枢神经系统异常（软组织或舌头阻塞呼吸道），感染，炎症等。

望：发绀、呼吸节律和频率、呼吸辅助肌肉活动、三凹征和神志改变的情况。

听：呼吸音，完全阻塞没有声音。

感觉：是否有气流减少。

3. 呼吸系统的检查

中枢驱动力缺失：中枢神经系统障碍。

呼吸肌力度下降：胸廓异常、疼痛和肌肉病变等。

肺部疾病：气胸、血胸、COPD、哮喘、肺水肿、ARDS、肺栓塞和肋骨骨折等。

望：发绀、呼吸节律和频率、呼吸辅助肌肉活动、三凹征、神志改变和呼吸幅度。

听：是否有呼吸音，不能言语和叩诊浊音。

感觉：胸廓活动、气管位置和捻发音等。

4. 循环系统的检查

原发病因：缺血、心律失常、瓣膜病变、心肌病变和心脏压塞等。

继发病因：药物、缺氧、电解质紊乱、贫血和感染等。

望：外周灌注下降、失血、少尿和神志改变等。

听：心率、心音强弱、心脏杂音、附加音、额外心音等。

感觉：脉搏节律、奇脉、水冲脉等。

除了评估上述 ABC 三个步骤外，迅速对患者进行详细的体格检查。

对患者中枢神经系统及肢体运动进行评估时，记录 Glasgow 评分，观察瞳孔大小和反应。

5. 表格记录

第一步，记录基础生命体征：如血压、心率、呼吸、体温和意识状态等。

第二步，完善护理记录书写，需记录进一步检查指标。

6. 实验室检查

第一步，检查明确主要的生理问题：如血气分析、乳酸、血糖、中心静脉压和血氧饱和度等。

第二步，完善检查：如胸片、心电图、血常规、血生化和微生物培养等。

早期发现高危老年患者是预防和控制急重症的基础，急重症老年患者临床表现无特异性。呼吸浅快是其最重要的预测指标之一，需要密切监测。首先保证复苏和生理指标的稳定，继之明确诊断，给予病因治疗。确诊及判断患者生理储备功能的必要环节，完善病史采集，必须密切监测患者对实施治疗后的反应。

根据患者具体情况进行其他必要的辅助检查，如 CT、MRI 和 B 超等。

（二）老年危急重症患者评分系统

老年危急重症患者评分系统可以给临床提供量化、公平的指标，用以评价疾病严重程度。常用的评分系统有：改良早期危险评分，有助于发现早期急重症老年患者；非特异性病情严重程度评估，如急性生理与慢性健康评估（APACHE）和治疗干预评价系统（TISS）；多脏器功能障碍病情评估，如器官功能障碍逻辑性评价系统（MODS），全身性感染相关性器官功能衰竭评估（SOFA）和器官功能障碍逻辑性评价系统（LODS）；特定器官功能障碍评分，如急性胰腺炎的严重程度评估和镇静深度评估等。应这些评估系统实施合理有效的医疗护理活动改善老年急重症患者预后十分重要。

1. 改良早期危险评分

目前采用改良早期危险评分，对早期发现急重症老年患者非常重要。改良早期危险评分主要应用收缩压、心率、呼吸、体温及意识状态几项指标进行评估。依据评估分值初步拟定下一步诊疗计划，5 分是鉴别患者严重程度的最佳临界点。评估得分<5 分，大多数患者不需要住院治疗；评分 5~9 分，有"潜在危重病"危险，住专科病房；评分如果大于 9 分，提示患者死亡危险性明显增加，需住 ICU 接受治疗。改良早期危险评分详见表3-1。

表 3-1　改良早期危险评分

项目	0 分	1 分	2 分	3 分
收缩压 mmHg	101~199	81~100	≥200 或 71~80	<70
心率 次/分	51~100	41~50 或 101~110	<40 或 111~129	≥130
呼吸 次/分	9~14	15~20	21~29 或<9	≥30

续表

项目	0分	1分	2分	3分
体温（℃）	35～38.4	/	<35 或>38.5	/
意识状态	警醒	对声音有反应	对疼痛有反应	无反应

2. 急性生理与慢性健康评估（APACHE）

急性生理与慢性健康评估 APACHE－Ⅱ简便可靠，设计合理、预测准确、是目前使用最为普遍的评估表。作为急重症患者病情预后和分类的系统，分值越高，表示病情越重，预后越差，病死率越高。APACHE Ⅱ 评分表见表 3－2。

表 3－2 危重病人 APACHE Ⅱ 评分表

姓名：　　床号：　　住院号：　　　时间：　年　月　日　时　评分者

A. 年龄（岁）	≤44□0分；　45－54□2分；　55－64□3分；65－74□5分；≥75□6分						A 记分	
B. 有严重器官系统功能不全或免疫损害	非手术或择期手术后　　　　□2分 不能手术或急诊手术后　　　□5分 无上述情况　　　　　　　　□0分						B 记分	

GCS 评分	6分	5分	4分	3分	2分	1分
1. 睁眼反应			□自动睁眼	□呼唤睁眼	□刺疼睁眼	□不能睁眼
2. 语言反应		□回答切题	□回答不切题	□答非所问	□只能发音	□不能言语
3. 运动反应	□按吩咐动作	□刺疼能定位	□刺疼能躲避	□刺疼肢体屈曲	□刺疼肢体伸展	□不能活动

GCS 积分＝1＋2＋3 项目分值相加		C 积分＝15—GCS	

D. 生理指标	分　　　　　值									实测值	D 记分
	+4	+3	+2	+1	0	+1	+2	+3	+4		
1. 体温（腋下℃）	≥41	39－40.9	/	38.5－38.9	36－38.4	34－35.9	32－33.9	30－31.9	≤29.9		
2. 平均血压（mmHg）	≥160	130－159	110－129	/	70－109	/	50－69	/	≤49		
3. 心率（次/分）	≥180	140－179	110－139	/	70－109	/	55－69	40－54	≤39		
4. 呼吸频率（次/分）	≥50	35－49	/	25－34	12－24	10－11	6－9	/	≤5		
5. PaO2(mmHg)(FiO2<50%) …… A－aDO2(FiO2>50%)（选其一）	/ …… ≥500	/ …… 350－499	/ …… 200－349	/ ……	>70 …… <200	61－70 …… /	55－60 …… /	<55 …… /	…… /		

35

6. 动脉血 PH 血清 HCO3 (mmol/L) (无血气时用) (选其一)	≥7.7 …… ≥52	7.6－7.69 …… 41－51.9	/ ……	7.5－7.59 …… 32－40.9	7.33－7.49 …… 23－31.9	/ ……	7.25－7.32 …… 18－21.9	7.15－7.24 …… 15－17.9	<7.15 …… <15	
7. 血清 Na (mmol/L)	≥180	160－179	155－159	150－154	130－149	/	120－129	111－119	≤110	
8. 血清 K (mmol/L)	≥7	6－6.9	/	5.5－5.9	3.5－5.4	3－3.4	2.5－2.9	/	<2.5	
9. 血清肌酐 (mg/dL)	≥3.5	2－3.4	1.5－1.9	/	0.6－1.4	/	<0.6	/		
10. 血球压积（%）	≥60	/	50－59.9	46－49.9	30－45.9	/	20－29.9	<20		
11. WBC（* 1000）	≥40	/	20－39.9	15－19.9	3－14.9	/	1－2.9	/	<1	
D 积 分										
APACHE Ⅱ总积分＝A＋B＋C＋D										

注：1. 数据采集应为病人入 ICU 或抢救开始后 24 小时内最差值。

2. B 项中"不能手术"应理解为由于病人病情危重而不能接受手术治疗者。

3. 严重器官功能不全指：①心：心功能Ⅳ级；②肺：慢性缺氧、阻塞性或限制性通气障碍、运动耐力差；③肾：慢性透析者；④肝：肝硬化、门脉高压、有上消化道出血史、肝昏迷、肝功能衰竭史。

4. 免疫损害：如接受放疗、化疗、长期或大量激素治疗，有白血病、淋巴瘤、艾滋病等。

5. D 项中的血压值应为平均动脉压＝（收缩压＋2 * 舒张压）/3，若有直接动脉压监测则记直接动脉压。

6. 呼吸频率应记录病人的自主呼吸频率。

7. 如果病人是急性肾功能衰竭，则血清肌酐一项分值应在原基础上加倍（* 2）。

APACHE－Ⅱ临床应用：动态危重疾病评分来评价医疗措施的效果；医疗质量和医疗费用控制评价；评估病情，有利于制订治疗方案；用评分选择手术时机；科研或学术交流，控制对照组间的可比性；预测预后。

3. 多脏器功能障碍评估量表（MODS）

多脏器功能障碍评估量表（MODS）由 Marshall 于 1995 年提出，2001 年由 Richard 改良。特点：参数少，评分简单，对病死率和预后预测准确。不足：只反映 6 个常见器官功能的一个指标，不能全面反映其功能状态；对其影响预后的因素没有考虑。多脏器功能障碍评估量表（MODS）见表 3－3。

表 3-3　多器官功能障碍评分表

器官	分数					评分
系统	0	1	2	3	4	
呼吸 (PaO_2/FiO_2)	>300	226~300	151~225	76~150	≤75	
肾脏 (血 $Cr\mu mol/L$)	≤100	101~200	201~350	351~500	>500	
肝脏 (血胆红素 $\mu mol/L$)	≤20	21~60	61~120	121~240	>240	
心血管 ($PAV=HR\times CVP/MAP$)	≤10.0	10.1~15.0	15.1~20.0	20.1~30.0	>30.0	
血液 (血小板计数 $10^9/L$)	>120	81~120	51~80	21~50	≤20	
神经系统 (Glasgow Coma 计分)	15	13~14	10~12	7~9	≤6	
总分						

按 Marshall 提出一种多器官功能障碍的评分标准,以 6 个脏器系统的客观生化指标衡量,每个系统得分有 0~4 五个级别。

0 分:功能基本正常,ICU 死亡率<5%;

4 分:功能显著损害,ICU 死亡率≥50%;

多器官功能障碍总得分(MOD score)等于各系统最高分的总和,最高分为 24 分,该评分与 ICU 病人死亡率呈正相关。MOD score 越高,ICU 病人死亡率越高。多器官功能障碍总得分见表 3-4。

表 3-4　多器官功能障碍总得分

得分 0 分	无死亡发生
得分 9~12 分	死亡率<25%
得分 13~16 分	死亡率 50%
得分 17~20 分	死亡率 75%
得分 >2 分	死亡率 100%

每 24 小时评价一次每日得分,其变化量反映器官功能障碍进展情况。

国内多器官功能障碍诊断标准取决于器官功能障碍及全身炎症反应情况。受累脏器的严重程度,按评分计算功能受损期定为 1 分,衰竭早期定为 2 分,衰竭期定为 3 分。受累脏器包括:外周循环心、肺、肾、肝脏、胃肠道、凝血机能、脑、代谢(血糖 Na^+、PH)等。另外,一些慢性疾病终末期出现的脏器衰竭,一些在病因上不相关的疾病,同时发生脏器功能衰竭,虽也涉及多个器官,这些都不属于 MODS 范畴。

4. 治疗干预评价系统(TISS)

TISS 是由 Cullen1974 年建立,目的是对重症患者进行分类,确定医疗护理的劳动强度，以便安排工作量。治疗干预评价系统（TISS）见表 3-5。

表 3-5　治疗干预评价系统（TISS）评分

评分	标准	
4	1. 心搏骤停或电除颤后 48h 内	2. 控制呼吸，用或不要 PEEP
	3. 控制呼吸，间断或持续用肌松药	4. 持续动脉内输液
	5. 放置动脉漂浮导管	6. 心房和（或）心室起搏
	7. 食道静脉出血，三腔管压迫止血	8. 病情不稳定者行血液透析
	9. 腹膜透析	10. 人工低温
	11. 加压输液	12. 抗休克裤（MAST）
	13. 检测颅内压	14. 输血小板
	15. 主动脉球囊反博术（IABP）	16. 急诊手术（24h 内）
	17. 急性消化道出血灌洗	18. 急诊行内镜或纤维支气管镜检查
	19. 应用血管活性药物（大于 1 种）	
3	1. 静脉营养（包括肾心肝衰营养液）	2. 备用起搏器
	3. 胸腔引流	4. IMV 或辅助通气
	5. 应用 CPAP 治疗	6. 经中心静脉输高营养浓度钾
	7. 经鼻或口气管内插管	8. 无人工气道者行气管内吸引
	9. 代谢平衡复杂，频繁调整出入量	10. 频繁或急查动脉血气，出凝血指标（>4 次/班）
	11. 频繁成分输血（>5L/24h）	12. 非常规静脉单次注药
	13. 静脉一种血管活性药物	14. 持续静脉滴注抗心律失常药
	15. 电转复治疗心律失常	16. 应用降温毯
	17. 动脉置管测压	18. 48h 内快速洋地黄化
	19. 测定心排出量	20. 快速利尿治疗体液超负荷或脑水肿
	21. 积极纠正代谢性碱中毒	22. 积极纠正代谢性酸中毒
	23. 紧急行胸穿，腹膜后或心包穿刺	24. 积极抗凝治疗（最初 48h）
	25. 因容量超负荷行静脉放血	26. 静脉应用 2 种以上抗生素
	27. 药物治疗惊厥或代谢性脑病（发作 24h 内）	28. 复杂性骨牵引
2	1. 监测 CVP	2. 同时开放 2 条静脉输液
	3. 病情稳定者行血液透析	4. 48h 内的气管切开
	5. 气管内插管或气管切开者接 T 形管或面罩自主呼吸	6. 鼻饲
	7. 因体液丢失过多行补液治疗	8. 静脉化疗
	9. 每小时记录神经生命体征	10. 频繁更换敷料
	11. 静滴垂体后叶素	
1	1. 监测 ECG	2. 每小时记录生命体征
	3. 开放 1 条静脉输液	4. 慢性抗凝治疗
	5. 常规记录 24h 出入量	6. 急查血常规
	7. 对按计划间歇静脉用药	8. 常规更换敷料
	9. 常规骨牵引	10. 气管切开护理
	11. 压疮	12. 留置导尿管
	13. 吸氧治疗	14. 静脉应用抗生素（小于 2 种）
	15. 胸部物理治疗	16. 伤口、瘘管或肠瘘需加强冲洗包扎或清创
	17. 胃肠减压	18. 外周静脉营养或脂肪乳剂输入
得分		

六、老年急重症评估注意事项

对普通疾病的诊治，常规按照询问病史、体格检查、辅助检查、诊断和治疗的顺序进行诊疗活动，但急重症老年患者起病急、来势凶猛，病情重、变化快，这样的诊治模式很难适应老年急重症患者。对该类患者来讲，应尽可能在最短的时间内了解病情、明确诊断，抓紧时间，及时开展治疗。

临床迅速判断病情的主要步骤应从以下几方面入手：在收集病史和查体的同时进行生命体征的监测评估；通过评估，迅速判断出危及生命的异常情况，给予紧急处理；通过评估，即使病因没有完全清楚，也要重点明确，拟定初步诊断。对老年急重症进行评估的目的最重要的是发现威胁生命的紧急问题，并明确问题存在的可能原因，积极治疗，挽救生命，改善患者的预后，必要时根据可能的原因对患者进行复苏，通常在开始复苏之前会来不及明确病因。

七、评估系统在老年急重症护理中的运用

运用各种急重症评估系统的目的是为指导临床，加强做好对老年急重症患者的护理工作。

1. 呼吸系统功能障碍的护理

（1）保证呼吸道通畅，维持足够的气体交换：要及时有效清除呼吸道分泌物，在充分湿化气道的基础上，定时翻身拍背。按流程正规吸痰。

（2）氧疗管理：采取半卧位，纠正低氧血症，给予高流量（>50%），湿化气道，防止气道干燥损伤，不缓解进行机械通气。

（3）机械通气的护理：掌握各种通气指标的波动范围，正确及时排除呼吸机使用过程中出现的问题，呼吸末正压给氧时，注意回心血量的影响，防止肺损伤，心脏循环血量过多。做好人工气道的护理，妥善固定，防止脱出，预防感染。监测血气变化，调整参数。

（4）预防肺水肿：适当利尿，必要时使用白蛋白，激素，但要注意观察各参数情况。

2. 循环系统功能障碍的护理

床边心电、血压及血氧饱和度的监测，患者收缩压低于90mmHg或需血管活性药物维持血压。急性左心衰发作时予高流量吸氧6~8 L /min纠正缺氧，予以30%~50%的乙醇湿化给氧或者应用双水平正压通气改善循环，控制液体滴数小于40滴/分，采取半卧位或坐位。使用西地兰（去乙酰毛花苷）、多巴胺等药物时要注意观察用药后的反应。

3. 胃肠功能障碍的护理

创伤后48~72小时是应激性溃疡的高峰，常规放置胃管，观察胃液量、pH值、颜色的变化，了解有无出血，避免刺激性的药物或食物。出血患者及时抽取胃内容物和血液，减少胃黏膜的刺激，运用止血抑酸药物。恢复肠道的机械屏障，调节肠道菌群，早期恢复肠道营养。

4. 肾功能障碍的肠道护理

（1）少尿期：少尿期时要严格卧床休息，做好口腔护理，严格记录出入量，限制液体入量，观察水肿、肾功能、电解质变化情况，做好血液透析的护理准备。

（2）多尿期：多尿期时要注意电解质变化，入量为出量的1/2~1/3，嘱患者多饮水，进食适量蛋白质，足够热量及维生素的食物。

（3）恢复期：恢复期要给患者提供高热量、高蛋白饮食，同时进行功能恢复锻炼。

5. DIC的护理

（1）病情观察：观察出血症状，有无皮肤黏膜、瘀点、瘀斑，伤口注射部位出血，有

无呕血、黑便，血尿，颅内出血、意识障碍，出血量，出血部位等。观察有无微循环障碍、黏膜发绀、缺氧，少尿/无尿，血压下降等循环衰竭的表现；观察有无高凝和血栓栓塞症状，如肾栓塞、脾栓塞及脑栓塞等。

（2）出血的护理：对出血患者要按医嘱正确及时给予抗凝剂、凝血因子、止血药物及成分血等，严格掌握药物剂量，观察治疗效果，监测凝血时间等实验室指标，按时按医嘱调整剂量，预防不良反应。

（3）微循环衰竭护理：意识障碍者要做好安全保护措施，保持呼吸道通畅，氧气吸入，监测生命体征，观察尿量，尿色等。建立静脉通道，按医嘱给药，维持内环境稳定及血压稳定。做好各种基础护理，预防并发症。

6. 神经系统的护理

神经系统的护理主要包括：①评估患者的意识和瞳孔的变化；②及时评估有无误吸，咳嗽，咽反射情况；③评估缺氧的情况。一旦出现肺性脑病，要保持呼吸道通畅，持续低流量吸氧，做好机械通气准备，避免坠床。

7. 做好基础护理，加强心理护理

要保持室内清洁适宜室内温度，保持各种留置管道通畅卫生，定时翻身拍背，做好口腔清洁卫生，避免压疮、口腔炎等。在做好基础护理的同时，要施行有效的心理护理，减轻患者对疾病焦虑恐惧悲观心理，增强治愈的信心。

【思考题】

1. 一般急诊医学评估包括哪些方面内容？
2. 改良早期危险评分是如何评定的？

（刘振全　谢陈玲）

第四章 老年躯体功能的评估及管理

第一节 老年日常生活活动能力的评估及管理

一、日常生活活动能力概述

日常生活活动能力反映了人们在家庭（或医疗机构）内和社区中活动的最基本的能力，是国内外常用的评定躯体功能状况的指标，尤其在老年医学中应用广泛。

（一）日常生活活动的概念

日常生活活动（activities of daily living，ADL）是指人们在每日生活中，为照顾自己的衣、食、住、行，保持个人卫生整洁和进行独立的社区活动所必须反复进行的、最基本的、具有共性的一系列活动。这些活动虽然十分基本，但对维持每天的正常生活却必不可少，缺少这些正常的日常生活活动能力，除了给患者的日常生活带来很多不便，甚至还可能会损害患者的自尊心和自信心，严重影响患者的生存质量。

（二）日常生活活动能力的分类

日常生活活动能力包括基本日常生活活动能力、工具性日常生活活动能力和高级日常生活活动能力三个层次。

1. 基本日常生活活动能力

基本日常生活活动能力（Basic activities of daily living，BADL）是指老年人基本的自身照顾能力，包括维持基本生活需要的自我照顾能力和最基本的自理能力，是老年人每天必需从事的日常生活活动的能力。BADL包括每天的更衣、进食、修饰、如厕、洗澡和大小便等自理活动和转移、行走、上下楼梯等身体活动。基本日常生活活动能力是反映老年人生活质量最基本的指标之一，如果这一层次功能状态的能力下降，将影响老年人基本生活需要的满足，从而影响老年人的生活质量。日常生活活动能力的评估不仅是评估老年人功能状态的指标，也是评估老年人是否需要补偿服务的指标。BADL评定反映较粗放的运动功能，适用于较重的残疾，常用于住院患者。

2. 工具性日常生活活动能力

工具性日常生活活动能力（Instrumental activities of daily living，IADL）是指人们在居家或社区中独立生活所需的关键性的比较高级的技能，如家庭清洁和整理、使用电器设备和电话、购物、旅游、付账单、烹饪、洗衣等，这些活动多需借助或大或小的工具。这一层次的功能改变提示老年人是否能独立生活并具备良好的日常生活活动能力。工具性日常生活活动能力评定反映较精细的功能，常用于社区残疾患者及老年人。工具性日常生活活动能力是在基本日常生活活动能力的基础上发展起来的体现人的社会属性的一系列活动，它的实现是以基本日常生活活动能力为基础的。

3. 高级日常生活活动能力

高级日常生活能力（Advanced activities of daily living，AADL）是指与生活质量相关的高水平活动，包括娱乐、社交、职业工作、社会活动等能力。高级日常生活能力是反应老年人的智能能动性和社会角色功能的能力，是反映老年人整体健康状况的指标之一。如果这一层次功能状态的能力下降，将使老年人的健康完整性受到影响。一旦发现老年人有高级日常生活活动能力下降，则需进一步作基本生活活动能力和工具性日常生活活动能力的评估。

二、日常生活活动能力的影响因素

老年日常生活活动能力受年龄、性别、视力、情绪因素、婚姻状况、文化程度、经济状况、生活方式、心理状态、疾病因素、所处地域及家庭功能状况等多种因素影响，所以对老年人的 ADL 的评估应结合生理、心理和社会健康全面进行。

三、日常生活活动能力受损的临床表现

日常生活活动能力受损的表现依据评估分值重点不一，主要体现为老年人不同方面的独立生活能力下降。

（一）基本日常生活活动能力受损表现

1. 体位转移能力减退或消失

老人体位转移能力减退或消失主要表现为床上体位及活动能力、坐起及坐位平衡能力、站立及站位平衡能力减退或消失等三个方面。

2. 个人卫生自理能力减退或消失

老人个人卫生自理能力减退或消失表现为更衣、个人卫生、进餐均需协助或依赖别人完成。

（二）工具性日常生活活动能力受损表现

老人工具性日常生活活动能力受损主要表现为老年人独立生活能力下降，包括独自购物、家庭清洁和整理、使用电话、做饭、洗衣和旅游等需借助工具或他人协助才能完成。

（三）高级日常生活活动能力受损表现

老人高级日常生活活动能力受损主要表现为老年人的智能性和社会角色功能的能力下降，包括参加社交、娱乐活动、从事职业角色的能力减退等。

四、日常生活活动能力受损的后果

日常生活活动能力受损后，患者的运动功能和日常生活活动能力受到限制，同时影响到参与社会活动的机会，社会角色和社会地位的改变，常因不能继续发挥作用而惆怅；还会因脱离了原有的交际范围，而新的交往尚未建立或不善于建立而感到孤独。长时间下

去，会引起老人的心理失衡，带来心理冲突和矛盾，老人会变得孤独、消极，甚至诱发抑郁等心理障碍发生。同时由于日常生活活动能力受损的老人活动减少，容易导致压疮、跌倒、坠床及营养失调等并发症发生，给社会和家庭带来照护与经济的负担。

五、日常生活活动能力评估的目的及意义

（一）日常生活活动能力评估的目的

日常生活活动能力评估的目的主要包括：

①根据评定结果拟定合适的治疗目标，制定适合患者实际情况且有针对性的 ADL 训练计划。

②在训练过程中进行动态评估，不断调整与修订训练方案。

③评价治疗效果，对预后做出初步判断。

④根据评定结果安排患者返家或就业。

⑤对不同治疗方案进行治疗效果的比较。

（二）日常生活活动能力评估的意义

对老人的日常生活活动能力进行评估，有利于确定患者日常生活能否独立及独立的程度，分析不能独立的原因，并有助于判定患者预后、制定康复计划、评定康复效果，为制定护理级别提供依据。

六、日常生活活动能力评估的工具及使用方法

老年人日常生活活动能力评估常常借助多种评估工具或量表完成，目前所使用的工具或量表大都从国外引进。

（一）评估途径

老年人 ADL 的评估主要是用量表评估，通过使用普遍认可并且有效的量表，获得可观察的指标和可测得的数据。在具体操作过程中可结合实际情况选择直接观察法或间接评定法。

1. 直接观察法

直接观察法是由评估者直接观察老年人完成各项活动的状况而实现对活动能力进行评估的一种方法，简称观察法。

这种方法结果可靠，但为体弱者检查时需分次进行，所需时间较多，另外有些项目不方便直接观察，如排泄大小便和沐浴等。直接观察法通常由检查者通过直接观察患者ADL 各项活动的实际完成情况来进行评估。评估地点可以在患者实际生活环境中，也可以在 ADL 评估训练室内。ADL 评估训练室的设计应尽量接近患者实际生活环境，设置有卧室、浴室、厕所、厨房及家具、家用电器、餐具等。ADL 评估训练室内除了可进行ADL 评估外，还可以在其中对患者进行 ADL 训练。直接观察法能使评估者详细观察患者的每一项日常生活活动的完成细节，得到的结果较为可靠、准确，并且有利于评估者针对患者的活动缺陷所在进行康复训练。评估应注意选择在合适的时间进行，例如在患者早上起床时观察其穿衣、洗漱、修饰等活动，在进餐时间观察其进食能力等。这种方法所需评估时间较长，对于体弱的被检查者，为避免疲劳可通过多次安排完成检查。

2. 间接评估法

间接评估法是通过向被评估者或其家属、朋友等了解情况，用来评估其功能状态的一种方法，也称自述法。这种方法实施简单，但准确性不如直接观察法。

临床上对间接评估法的实施一般通过询问的方式来收集资料和进行评估，有口头询问和问卷询问两种。除了面对面的形式外，也可以采取电话、书信等形式。尽量让患者本人接受调查，如患者不能回答问题（如体力虚弱、认知障碍等）可请患者家属或护理人员回答。这种方法有利于评估一些不便直接观察的较私密的活动（如穿脱内衣、大小便、洗澡等）。可以在较短时间内得到评估结果，评估较为简便。其准确性不如直接观察法，可与直接观察法结合使用。

（二）评估的工具

目前普遍使用基本日常生活活动能力评估量表来对老人的生活能力进行评估，最常使用的是 Barthel 指数评定量表。Barthel 指数评定量表（BL）有 10 项和 15 项两个版本。本文选用的版本是 Wade and Collin 版本，包括 10 项内容，即进食、转移、修饰、如厕、沐浴、平地行走、上下楼梯、穿衣、尿便控制。Barthel 指数评定量表已广泛用于临床日常生活能力评价。该量表的总分为 100 分，得分越高，独立性越好，依赖性越小。BADL 指数评定量表见表 4-1。

表 4-1　BADL 指数评定量表

ADL 项目	自理	较小依赖	较大依赖	完全依赖
进食	10	5	0	0
洗澡	5	0	0	0
修饰（洗脸、刷牙、梳头、刮脸）	5	0	0	0
穿衣（包括系鞋带）	10	5	0	0
控制大便	10	5*（偶尔失控）	0	0
控制小便	10	5*（偶尔失控）	0	0
上厕所（包括擦拭、整理衣裤、冲洗）	10	5	0	0
床椅转移	15	10	5	0
平地行走	15	10	5（用轮椅）	0
上下楼梯	10	5	0	0

Barthel 指数评定量表由美国 Florence Mahoney 和 Dorothy Barthel 于 20 世纪 50 年代中期设计并用于临床，于 1965 年首次发表，是康复医疗机构应用最广、研究最多的 BADL 评估方法，有很高的信度和效度。Barthel 指数评定量表不仅可应用于急性期的预后研究，也可用来评估患者治疗前后的功能状态，还可以用于预测治疗效果、住院时间和预后。

具体评估分值及判定标准：

1. 进食

①10 分：能在合适的时间内独立进食各种正常食物，可使用必要的辅助器具，不包

括取饭、做饭。

②5 分：需要部分帮助（如夹菜、切割、搅拌食物等）或需要较长时间。

③0 分：较大或完全依赖他人。

2. 洗澡

①5 分：无须指导能独立完成洗澡全过程（可为浴池、盆浴或淋浴）。

②0 分：不能独立完成，需依赖他人。

3. 修饰

①5 分：独立完成刷牙（包括固定假牙）、洗脸、梳头、剃须（如使用电动剃须刀者应会插插头）等。

②0 分：不能独立完成，需依赖他人。

4. 穿衣

①10 分：能独立穿脱全部衣服，包括系扣、开关拉链、穿脱鞋、系鞋带、穿脱支具等。

②5 分：需要部分帮助，但在正常时间内至少能独自完成一半。

③0 分：较大或完全依赖他人。

5. 控制大便

①10 分：能控制，没有失禁，如需要能使用栓剂或灌肠剂。

②5 分：偶尔失禁（每周少于 1 次），或需要在帮助下用栓剂或灌肠剂。

③0 分：失禁或昏迷。

6. 控制小便

①10 分：能控制，没有失禁，如需要使用器具，能无须帮助自行处理。

②5 分：偶尔失禁（每 24 小时少于 1 次）。

③0 分：失禁或昏迷。

7. 如厕

①10 分：能独立进出厕所或使用便盆，无助手能解、穿衣裤和进行便后擦拭、冲洗或清洁便盆。

②5 分：在保持平衡、解穿衣裤或处理卫生等方面需要帮助。

③0 分：依赖他人。

8. 床椅转移

①15 分：能独立完成床到轮椅、轮椅到床的转移全过程，包括从床上坐起，锁住车闸，移开脚踏板。

②10 分：需较小帮助（1 人帮助）或语言的指导、监督。

③5 分：可以从床上坐起，但在进行转移时需较大帮助（2 人帮助）。

④0 分：不能坐起，完全依赖他人完成转移过程。

9. 平地行走 45 米

①15 分：能独立平地行走 45 米，可以使用矫形器、假肢、拐杖、助行器，但不包括带轮的助行器。

②10 分：在 1 人帮助（体力帮助或语言指导）下能平地行走 45 米。

④5 分：如果不能走，能独立使用轮椅行进 45 米。

⑤0分：不能完成。

10．上下楼梯

①10分：能独立完成，可以使用辅助器械。

②5分：活动中需要帮助或监护。

③0分：不能完成。

（三）Barthel指数评定量表评分的结果判定

Barthel指数评定量表评分的结果判定如下：

①满分（100分）：表示患者各项基本日常生活活动能力良好，不需依赖他人。

②75~95分：评定为良，患者虽有轻度功能缺陷，但日常生活基本能够自理。

③50~70分：表示患者有中度功能缺陷，日常生活需要一定帮助。

④25~45分：表示患者有严重功能缺陷，日常生活明显依赖他人。

⑤0~20分：为完全残疾，日常生活需完全依赖他人（极严重功能缺陷）。

⑥>40分：患者康复治疗效益最大。

七、日常生活活动能力评估结果及临床应用

（一）评估注意事项

评估过程中应综合考虑相关因素，如患者的生活习惯、文化素质、工作性质、所处的社会和家庭环境，所承担的社会角色以及患者日常生活能力下降前的功能状况、评估时的心理状态和合作程度等，这些都可能对评估结果产生影响。评估中须注意加强对患者的保护，避免发生意外。重复评估时应尽量在同一环境下进行。结果记录按照时间顺序记录每次评估的时间和详细结果。

（二）评估结果及临床应用

1．日常生活活动能力评估结果的临床意义

老人ADL评分结果0~20分提示极严重功能缺陷，ADL评分25~45分提示严重功能缺陷，50~70分提示中度功能缺陷，75~95分则提示轻度功能缺陷，100分提示ADL能自理。

2．临床护理干预措施

（1）加强宣教指导：鼓励并协助病人摄入充足的营养，保证病人身体基本需要。

（2）心理指导：鼓励病人树立战胜疾病的信心，及时肯定康复训练每一个点滴的进步，增强病人的信心，预防心理疾病的发生，增强老人活动的积极性。

（3）康复训练：针对不同老人不同的ADL评估结果，主要康复训练及运动要点应有所侧重。

①对评估结果为轻度功能缺陷的老人，重点是给他们创造或提供良好的康复训练环境及必要的设施，指导老人做适当的有氧运动如老年操、站立、散步、上下楼等活动，从而提高和改善老年人的自理能力。

②对评估结果为中度功能缺陷的老人，主要是加强床下肢体功能的康复训练，同时配置合适的老年护理产品，鼓励或协助病人入浴、如厕、起居、穿衣、饮食等生活护理，将日常用品放于病人伸手可及处，鼓励并协助病人提高自我照顾行为。此外，还要加强转移

功能的训练包括床与轮椅间的转移，站立、室内外的步行，上下楼等训练。

③对严重功能缺陷的老人，主要是指导、协助病人床上及轮椅上肢体功能的康复训练，如良好的体位、翻身移动训练，按摩和被动运动患肢。同时为老人配置合适的老年护理产品，提高老年人的自理能力，协助病人入浴、如厕、起居、穿衣、饮食等生活护理，将日常用品放于病人伸手可及处。

④对极严重功能缺陷的老人，重点是给予床上肢体功能的康复训练。

3. 日常生活活动能力下降的预防

（1）加强宣教，鼓励老年人选择健康的生活方式：疾病是使老年人自理能力下降的主要因素，而不良的生活方式，例如高盐、高脂肪饮食、吸烟、酗酒、精神过度紧张及缺乏体育锻炼等是诱发高血压、冠心病、慢性肺部疾病等的危险因素。鼓励并协助老人采取健康的生活方式，摄入充足的营养，保证身体基本需要是防止疾病加重，提高生活质量的重要举措。

（2）增强自立意识，坚持自我照顾：增强老年人的自立意识，避免过度照顾，鼓励协助病人坚持自我照顾的行为。

（3）适度的有氧运动：适度的有氧运动如太极拳、健身操、散步、骑车等使全身或局部的运动及感觉功能恢复，增强关节的活动度，提升老年人的身体素质，从而提高病人的自理能力。

（4）心理及社交指导：给予心理及社交指导有助于改善老人进入社会和处理情感的能力，包括独立性、积极性、自制力、自尊心、自信心、集体活动的适应性，并调动老人的情绪及积极性，增强战胜疾病的信心。

【案例】

张三，男性，83岁，神志清楚，1年前因脑梗塞后致右侧肢体活动障碍，肌力约Ⅱ级、口角歪斜，言语不清，长期卧床，不能自主进食、洗澡、穿衣、洗脸、如厕、大小便失禁，现经综合治疗后病人能借用辅助器缓慢行走，左手能自主进食，不能下楼梯，大小便偶尔控制不住。

【思考题】

1. 该病人现阶段的日常生活活动能力评定得分为多少，属于哪种分级？

2. 该病人的主要护理问题是什么？针对存在的问题，从老人的日常生活活动能力方面如何思考护理措施。

3. 日常生活活动能力的分级标准？

（林 华）

第二节　老年平衡与步态功能的评估及管理

一、平衡与步态概述

（一）平衡概述

平衡是指身体重心偏离稳定位置时，通过机体自发的、无意识的或反射性的活动以恢复其机体自身稳定的能力。一个人的平衡功能正常时，能够保持体位，完成各项日常生活活动，如跑、跳等复杂运动，在随意运动中调整姿势，安全有效地对外来干扰做出反应。平衡依赖于感觉系统和运动系统的参与合作以及相互作用。

平衡功能三级分法（BOBATH 法）的特点：简单易掌握、易于判断、操作不受场地设备限制等，是临床上应用最广泛的平衡功能评定法之一。

三级分法将人体平衡分为坐位平衡和立位平衡两种状态，每一种体位下又都按照相同的标准分为三个级别进行评定。具体分级标准如下：

一级平衡：属静态平衡，是指受试者在不需要任何帮助的情况下能维持所要求的体位（坐位或立位）。

二级平衡：即自我动态平衡，是指被测试者能自我调整和控制身体稳定性的一种能力。并在一定范围内主动移动身体重心后仍然能维持其原来的体位。

三级平衡：即他人动态平衡，是指被测试者在受到外力干扰而移动身体重心后仍能恢复和维持原来体位，以维持或建立新的平衡。

60 岁及以上的老年人，随着年龄增加、心律不齐及机体各器官功能退行性变化（如牵张反射减退），皮肤的触觉降低、视力下降和前庭迷路部分老化现象也很常见。有研究指出，当年龄上升到 65 岁时老人的平衡能力和视力下降会导致周围输入感觉减少，造成摇晃区域增加，导致老年人平衡能力下降。老年人平衡能力没有显著性别差异。然而，女性在绝经后由于雌性激素的缺乏，骨质丢失的速度是男性的 4 倍，前庭器官的脱钙衰退快于男性，致使老年男性的前庭功能优于女性。

（二）步态概述

步态是指走路时所表现的姿态，它是人体结构与功能、运动系统调节、行为和心理活动在行走时的外在表现，包括跑和行走两种状态。正常情况下，步态平稳、协调、有节律，两腿交替进行。完成一个正常步态必须经过三个过程：支持体重，单腿支撑，摆动腿迈步。

步行周期是行走步态的基本单元，指从一侧的足跟着地起，到该侧足跟再次着地所需要的时间。通常以 s（秒）为单位表示，成人正常的步行周期约为 1s～1.32s，一个周期又分为支撑期和摆动期。支撑期又由 5 个环节构成，依次为足跟着地，脚掌着地，重心前移至踝上方时支撑中期，身体继续前移至足提起时为足跟离地，最后为足趾离地。摆动期从足趾离地开始，经加速期至下肢垂直位为摆动中期，以后经减速期止于足跟着地。

二、平衡与步态功能的影响因素

通常情况下，影响平衡的因素有三点：一是重心的高低；二是支撑面的大小；三是支撑面的稳定性。一般说来，重心越低、支撑面积越大、支撑面越稳定，平衡也就越好，反之平衡便被破坏以致跌倒。

对于人体而言，维持正常的平衡与步态功能需要良好的前庭功能和中枢神经系统的整合功能，还需要良好的肌力、肌张力、视觉和本体感觉；维持人体平衡的生理基础是翻正反应和平衡反应，后者包括颈、上肢的防护性伸展反应和下肢的节段跳跃反应。上述任何因素出现异常，都会导致人体平衡与步态功能障碍。

三、平衡与步态障碍的临床表现

老年人一旦出现平衡与步态障碍，将有可能表现出以下临床症状。

（一）平衡功能障碍的临床表现

1. 姿势和步态的异常

老年人可站立不稳，步态蹒跚，走路偏向一侧。

2. 体位、视线调节和空间定位感觉下降

老年人由于年龄及疾病的问题会出现运动或受到外力作用时不能调整及维持姿势。

3. 辨距不良和意向性震颤

老年人出现此种平衡改变主要表现在上肢，动作愈接近目标时震颤愈明显。

（二）步态功能障碍的临床表现

步态功能障碍的临床表现为活动障碍、安全性降低和疼痛。常见的病理步态有：

1. 蹒跚步态

蹒跚步态又称醉酒步态或酩酊步态，其特点是重心不易控制，步行时两腿间距增宽，抬腿后身体向两侧摇摆不稳，如鸭步。

2. 感觉性共济失调步态

感觉性共济失调步态主要表现为走路不稳，双目向下注视，两腿间距离很宽，起步时一脚高抬，骤然垂落，闭目时不能保持平衡。

3. 肌痉挛步态

肌痉挛步态是因肌张力过高引起，可分痉挛性偏瘫步态和痉挛截瘫步态。

4. 慌张步态

慌张步态又叫前冲步态或追重心步态。表现为起步后碎步急行，身体前倾，有难以止步之势，双上肢缺乏摆动动作。

四、平衡与步态功能障碍的后果

老人的平衡与步态功能障碍严重影响患者的日常行为及生活质量。一旦老人的平衡感不佳，会形成站无站相、坐无坐相、容易跌倒、拿东西不稳、走路撞墙、心烦气躁、好动不安、注意力不集中、人际关系不良、有攻击性、自卑心理，甚至影响语言能力及左脑的组织判断，逻辑能力陷于混乱中。同时，老人的平衡功能发生障碍后给家庭带来无形压力，担心老人跌倒及发生意外，一旦跌倒造成骨折、脑血管意外等，还会给社会，家庭带来沉重的经济负担。

五、平衡与步态障碍评估目的及意义

由于平衡功能障碍和步态的损害与跌倒有密切关系，对老年人平衡和步态的评测非常重要，通过评测可以有效地预测老年人跌倒风险，通过预测跌倒的危险性，我们可以及时介入治疗、护理及康复训练。

（一）平衡与步态障碍的评估目的

平衡与步态障碍的评估目的主要包括：①确定老人是否存在影响行走或其他功能性活动的平衡与步态障碍；②确定老人平衡与步态障碍的水平或程度；③寻找和确定老人平衡与步态障碍的发生原因；④指导制定老人平衡与步态障碍的康复治疗计划；⑤监测老人平衡与步态功能障碍的治疗（手术、药物）和康复训练的疗效；⑥老人跌倒风险的预测。

（二）平衡与步态障碍评估的意义

老年人的平衡功能由于生理功能的退行性变化而下降，平衡能力发生改变，容易出现跌倒的情况。通过对老年人平衡功能的跟踪监测，有助于及早发现其功能障碍，对可能发生的危险情况进行预测并及时采取有效的预防措施。

步态过程要求神经系统和肌肉的高度协调，同时涉及许多脊髓反射、大小脑的调节，以及各种姿势反射的完整感觉系统和运动系统的相互协调。因此，观察老年人步态常可提供重要的神经系统疾病线索。不同的疾病可有不同的特殊步态，对疾病的诊断有参考意义。检查时注意排除老年人骨骼畸形、骨关节肌肉异常、血管皮肤及皮下组织等病变引起的异常步态。

六、平衡与步态评估工具及方法

（一）平衡反应评定

平衡功能检查法是用来检查前庭平衡功能是否正常的方法。检查平衡功能的方法很多，可将其大致分为静平衡和动平衡功能检查两大类。

1. 静平衡检查法

（1）闭目直立试验：闭目直立试验又称昂白试验（Romberg test），其检查方法为受试者直立，两脚并拢，双上肢下垂，闭目直立，维持30秒，亦可两手于胸前互扣，并向两侧牵拉，测试者须观察受检者有无站立不稳或倾倒。受检者站立稳定，为前庭功能正常者。异常结果：有前庭周围性病变时，表现为躯干倾倒方向朝向前庭破坏的一侧，与眼震慢相方向一致；中枢性病变时，症状表现为躯干倾倒方向与眼震慢相不一致。如老年患者不能单足站立时可双足站一直线上，足跟接足趾，闭目站30秒，此法较双足并立敏感，称Mann试验。

（2）直立伸臂试验：受检者闭目直立，平伸双臂。如左侧前庭损伤，眼震慢相向左，头、躯干及上肢均向左扭转，左臂向下偏移，如掷铁饼姿势。

2. 动平衡检查法：

（1）行走试验：此法对平衡功能障碍和平衡功能恢复程度的判断有较大的意义。其检查方法为受试者闭眼，向正前方行走 5 步，继之后退 5 步，前后行走 5 次。观察其步态，并计算起点与终点之间的偏差角。当偏差角大于 90 度者，示两侧前庭功能有显著差异。或受试者闭目向前直线行走，迷路病变者偏向前庭功能弱的一侧，

（2）垂直书写试验：端坐，左手放膝上，右手悬腕垂直书写文字一行，约 15cm～20cm。睁眼或闭眼各书写一次，两行并列。观察两行文字的偏离程度和偏离方向，偏斜 ≤5°为正常，>10°表示两侧前庭功能有差异。

（3）过指试验：过指试验（PastPointing test）指患者与检查者相对端坐，检查者双手置于下方，伸出双食指，请受试者抬高双手，然后以检查者之双食指为目标，用两手食指分别碰触之，测试时睁眼、闭眼各做数次，再判断结果。正常人无过指现象。迷路及小脑病变时出现过指现象。

（二）平衡功能量表评定

1. Tinetti 平衡量表

Tinetti 评定法对患者进行 10 个项目的检查，每个检查项目分为 0～2 分三个不同级别进行记分，评分越低，表示平衡功能障碍越严重。Tinetti 测试时需要一把硬的无扶手的椅子、两位测试者分别站立在受试者的前方和后方并与受试者保持正常的距离，测试中保护受试者的安全，防止不良事件的发生。准备直行 15 米的场地、地面有明确的米数，测试者站在受试者的旁边进行下面的测试

Tinetti 平衡量表见表 4-2。

表 4-2　Tinetti 平衡量表

测试项目	评分项目	分数
1. 坐平衡	0：在椅子上倾斜或滑动	
	1：稳定，安全	
2. 起立测试	0：接到指令后必须有帮助才能起立	
	1：能自行起立，但需用臂辅助起立	
	2：不用臂辅助即能自行起立	
3. 试图起立	0：接到指令后必须有帮助才能起立	
	1：自己能起立，但需要>1 次的尝试	
	2：能自行起立，一次成功	
4. 即刻站立平衡（开始 5 秒）	0：站立时不稳（摆架子、移动足、身体摇晃）	
	1：站立时稳，但使用拐杖或其他辅助设施	
	2：站立稳，不需拐杖或其他辅助支持	
5. 站立平衡	0：不稳，不能保持平衡	
	1：稳，但两足距离增宽（足跟间距）4 英寸（10.16cm）使用拐杖或其他支持	
	2：两足间距基本正常，不需要支持	

续表

测试项目	评分项目	分数
6. 用肘推（测试者用手掌轻推受试者）	0：开始即跌倒	
	1：摇摆、抓物体和人保持其平衡	
	2：无摇摆，稳定	
7. 闭眼站立	0：不稳	
	1：稳	
8. 旋转 360°	0：旋转时步伐不连续或中断	
	1：旋转时步伐连续	
9. 旋转 360°	0：旋转时站立不稳（摇摆、抓物）	
	1：旋转时稳定	
10. 坐下测试	0：不能准确判断椅子的位置，跌进椅子	
	1：用肘部协助坐下或移动时身体不稳定	
	2：安全坐下，移动平稳	
总分		

2. Berg 平衡量表

Berg 平衡量表（Berg balance scale，BBS）为综合性功能检查量表。此量表通过观察多种功能活动评价对评定对象重心主动转移的能力做出评定。此量表包含 14 个动作项目，每个动作又依据受试者的完成质量分为 0~4 分，这样五个级别予以记分。BBS 测试时仅需要一块秒表、一根软尺、一个台阶和两把高度适中的椅子，应用简便、实用。要求测试者必须熟练掌握评分标准，才能确保每个动作评分的准确性。评价：最高分为 56 分；在 0~20 分之间，提示平衡功能差，患者需乘坐轮椅；在 21~40 分之间，提示有一定平衡能力，患者可在辅助下步行；在 41~56 分之间则说明平衡功能较好，患者可独立步行；小于 40 分提示有跌倒的危险。Berg 平衡量表见表 4-3。

表 4-3 Berg 平衡量表

测试项目	评分标准	得分
1. 从坐位到站立位 指令：请站起来。请不要使用你的手支撑	4 分：不用手扶能够独立站起并保持稳定	
	3 分：用手扶着能够独立站起。	
	2 分：大于 2 次尝试后自己用手扶着站起。	
	1 分：需要他人小量帮助才能站起或保持稳定。	
	0 分：需要他人中等或大量帮助才能站起或保持稳定。	

续表

测试项目	评分标准	得分
2. 持续无支撑站立 指令：请使用你的手支撑而站立2分钟	4分：能够安全站立2分钟。 3分：在监视下能够站立一分钟。 2分：在无支持的条件下能够站立30秒。 1分：需要若干次尝试才能无支持站立达30秒。 0分：无帮助时不能站立30秒。	
3. 无支持坐位 指令：请双臂相抱保持坐位2分钟	4分：能够安全保持坐位2分钟。 3分：在监视下能够保持坐位2分钟。 2分：能坐30秒 1分：能坐10秒 0分：没有靠背支持，不能坐10秒	
4. 从站立到坐 指令：请坐下	4分：最小量用手帮助安全坐下 3分：借助双手能够控制身体下降 2分：用小腿后部顶住椅子来控制身体下降 1分：独立地坐，但不能控制身体下降 0分：需要他人帮助坐下	
5. 转移 指令：请从床转移到椅子上	4分：稍用手扶着就能够安全转移 3分：绝对需要用手扶着才能够转移 2分：可口头提示或监视才能够转移 1分：需要一个人帮助。 0分：为了安全，需要两个人帮助或监视。	
6. 闭眼无支持站立 指令：请闭上你的眼睛站立10秒	4分：能够安全地站10秒。 3分：监视下能够安全地站10秒。 2分：能站3秒。 1分：闭眼不能达3秒，但站立稳定。 0分：为了不摔倒而需要两个人帮助。	
7. 无支持双脚并齐站立 指令：把你的双脚并在一起站立1分钟。	4分：能够独立将双脚并拢站立1分钟 3分：能够独立将双脚并拢并在监视下站立1分钟。 2分：能够独立将双脚并拢，但不能保持30秒。 1分：需要别人帮助将双脚并拢，但能够双脚并拢站立15秒。 0分：需要别人帮助将双脚并拢，双脚并拢站立不能保持15秒。	

测试项目	评分标准	得分
8. 当站着的时候，伸直上肢向前触物 指令：举起上臂 90 度。在伸展你的手指尽可能伸向前	4分：能够向前伸出超过 25cm。 3分：能够安全向前伸出超过 12cm。 2分：能够安全向前伸出超过 5cm。 1分：上肢可以向前伸出，但需要监视。 0分：在向前伸展时失去平衡或需要外部支持。	
9. 在站立姿势从地板上取物 指令：拾起被放置在你脚前的拖鞋	4分：能够轻易且安全地将鞋捡起。 3分：能够将鞋捡起，但需要监视。 2分：伸手向下达 2cm～5cm 且独立地保持平衡，但不能将鞋捡起。 1分：试着做伸手向下捡鞋的动作时需要监视，但仍不能将鞋捡起。 0分：不能试着做伸手向下拾鞋的动作，或需要帮助免于失去平衡或摔倒。	
10. 当站着的时候，转身向后看 指令：转身向后看	4分：从左、右侧向后看，重心转移良好。 3分：仅从一侧向后看，另一侧重心转移较差。 2分：仅能转向侧面，但身体的平衡可以维持。 1分：转身时需要监视。 0分：需要帮助以防失去平衡或摔倒。	
11. 身体在原地旋转 360° 指令：完全地身体在原地旋转 360°	4分：在 4 秒时间内，安全转身 360°。 3分：在 4 秒时间内，仅能从一个方向安全转身 360°。 2分：能够安全转身 360°但动作缓慢。 1分：需要密切监视或口头提示。 0分：转身时需要帮助。	
12. 当持续不支持的时候，交替把脚部放在凳子上 指令：交替把脚部放在凳子上，直到每个足部接触凳子	4分：能够安全且独立地站，在 20 秒内完成 8 次。 3分：能够独立地站，完成 8 次，超过 20 秒。 2分：无须辅助工具，在监视下能够完成 4 次。 1分：需要少量帮助，能够完成 2 次以上。 0分：需要帮助以防止摔倒或完全不能做。	
13. 持续一脚在前站立排列（无距离）并保持 30 秒。 指令：持续一脚在前站立	4分：能够独立将双脚一前一后 3分：能够独立将一只脚放在另一只脚前方（有距离）并保持 30 秒。 2分：能够独立迈一小步并保持 30 秒。 1分：向前迈步需要帮助，但能够保持 15 秒。 0分：迈步或站立时失去平衡。	

续表

测试项目	评分标准	得分
14. 单腿站立 指令：单腿站立	4分：能够独立抬腿并保持 10 秒以上。	
	3分：能够独立抬腿并保持 5~10 秒。	
	2分：能够独立抬腿并保持 3~5 秒。	
	1分：试图抬腿，不能保持 3 秒，但可维持独立站立。	
	0分：不能抬腿或需要帮助以防摔倒。	

（三）步态检查

受试者以其习惯的姿态及速度来回步行数次，测试者观察受试者步行时全身姿势是否协调、下肢各关节的姿位及动幅是否正常、速度及步幅是否匀称、上肢摆动是否自然等；其次嘱患者作快速及慢速步行、坐下站起、缓慢地踏步或单足站立、闭眼站立等动作。

对用拐杖者应分别做用拐杖和不用拐杖的步态检查，了解患者步态真实性。

步态检查常需结合一系列的基本情况检查，如神经系统物理检查、各肌群肌力及肌张力检查、关节活动度检查、下肢长度测定以及脊柱与骨盆的形态检查。这些检查对确定异常步态的性质、原因及矫治方法有很重要的意义。

（四）步态量表评定

Tinetti 步态量表常用于评价步态，其满分 12 分，分值越低，表明步态异常的程度越大。评价开始时，受试者和测试者站在一起，在大厅行走或穿过房间。Tinetti 步态量表见表 4-4。

表 4-4　Tinetti 步态量表

以舒适的速度，使用辅助_____，走三公尺，需要_____秒

测试项目	评分标准	得分
1. 起始步态（指令后立刻开始）	0：有些犹豫或多次尝试后开始启动	
	1：正常启动	
2. 步伐的长度	0：右足迈出的距离没超过对侧站立的左足	
	1：右足迈出的距离超过对侧站立的左足	
	0：左足迈出的距离没超过对侧站立的右足	
	1：左足迈出的距离超过对侧站立的右足	
3. 抬脚的高度	0：右足拖地，抬脚的高度超过 1~2 英寸	
	1：右足能完全离开地板，高度不超过 1~2 英寸	
	0：左足拖地，抬脚的高度超过 1~2 英寸	
	1：左足能完全离开地板，高度不超过 1~2 英寸	
4. 步伐对称性	0：左右步幅不相等（估计）	
	1：左右步幅几乎相等	

续表

测试项目	评分标准	得分
5. 步态的连续性	0：步法与步法之间不连续或中断 1：步伐基本是连续的	
6. 路径（用宽度为 30cm 的地板砖进行估计，在患者连续走 3m 以上后观察其行走路径情况）	0：明显偏离到某一边 1：轻度/中度偏离或使用步行辅助器 2：直线无须步行辅助器	
7. 躯干稳定性	0：身体明显摇晃或使用步行器 1：身体不摇晃，但行走时膝盖或背部弯曲，或张开双臂维持平衡 2：身体不摇晃，不屈膝、不展开双臂，不使用步行器	
8 步伐宽	0：行走时双脚跟分开（步宽大） 1：行走时双足跟几乎相碰	
总分		

七、平衡与步态评估结果及临床应用

依据老人平衡功能的评估分值，分为三类：平衡功能差、有一定平衡能力、平衡功能较好，平衡能力的评估分值小于 40 分提示有跌倒的危险，其护理要点主要依据分类而不同。Tinetti 步态量表，步态评估满分 12 分，分值越低，表明步态异常的程度越大，跌倒的风险就越高。

（一）平衡功能差

老年患者平衡能力的评估分数 0~20 分，提示平衡功能差，患者需乘坐轮椅，并给予保护性约束。主要的干预措施包括：

1. 强化躯干肌力和控制能力的训练

强化躯干肌力和控制能力的训练，可做一些桥式运动，仰卧起坐等；强化上肢肌力和耐力可用哑铃、杠铃等。

2. 预防并发症

长期坐轮椅的患者还应预防压疮，可用双手支撑轮椅的扶手，使臀部悬空并保持 15 秒，同时注意骨突部位的压力。

3. 安全教育

对平衡功能差的老年患者要注意安全教育，帮助患者养成制动轮椅手闸的习惯，加强保护，轮椅上适当部位（胸部、髋部）配用保护带，以方便固定患者。

（二）有一定平衡能力

老年患者平衡能力的评估分数 21~40 分，提示有一定平衡能力，患者可在辅助下步行。主要的干预措施包括：

1. 体位训练

可进行站立位的训练，为步行做好准备，最终达到步行目的。

2. 协助行走

使用助行器帮助行走，物品放置于易拿取的地方，地面湿滑、有杂物地方不去，防止跌倒。

（三）平衡功能较好

老年患者平衡能力的评估分数 41～56 分则说明平衡功能较好，患者可独立步行。干预措施包括：

1. 训练前沟通

平衡训练前与患者进行言语交流，要求患者学会放松，减少紧张恐惧心理，若存在肌肉痉挛，应先设法缓解肌肉痉挛，鼓励患者完成训练。尤其在训练早期，训练难度的进展宜慢，并在进展过程中逐渐增强患者解决问题的能力。

2. 做好安全防护

训练环境中应去除障碍物和提供附加稳定的措施。特别要注意让患者穿软底、平跟、合脚的鞋，衣服合身，避免过于宽大、过长，防止发生跌倒等护理不良事件。训练中要认真、仔细观察患者病情，如有异常及时停止训练并配合医生抢救。同时在患者生活环境中要提供明显的提示性标志防止跌倒。

（四）异常步态的矫治

异常步态是指患者步行时的姿势变异超出一定范围。

1. 病因矫治

①短腿步态患者需用矫形手术或矫形鞋来平衡两下肢的长度。

②关节挛缩畸形时，必须通过关节活动度锻炼或矫形手术改善关节活动度，消除畸形，据情况进行步态的锻炼。

③疼痛引起步态异常时，需用理疗、局封、按摩、药物等治疗消除疼痛，因疼痛会使肌肉得不到放松。因关节不稳或骨关节炎引起疼痛时，需用免荷支架减轻局部负荷。

④肌肉软弱时，可通过肌肉锻炼得到加强。

⑤肌肉痉挛时用放松练习，包括肌电反馈练习、按摩、被动牵伸、热敷或冷敷、解痉药物、神经注射或手术切除等方法缓解痉挛。

2. 步态训练

步态训练可让患者对着镜子进行。治疗师指出需要纠正之处，做好指导纠正，经反复练习以求熟练掌握与巩固。练习时应令患者适当集中注意力，但不宜引起过度紧张，特别在肌痉挛时。练习一般每日进行 1～2 次，每次 1～2 小时，包括间歇休息，避免明显疲劳。步行练习时应采取必要的安全措施，包括采用适当的支架、拐杖、步行器、平行杠、扶手等。或给予人工的保护或扶持，防止跌倒，使患者有安全感。

【思考题】

1. 简述 Berg 平衡量表的评定方法。

2. 平衡能力评估结果分哪几类？

3. Tinetti 步态量表的评定项目有哪些？

（王然明　陈建平）

第三节 老年吞咽困难的评估及管理

一、吞咽困难概述

吞咽是指食物经咀嚼而形成的食团由口腔运送入胃的动作或整个过程。吞咽过程是在口、咽及食管的协调运动下完成的，吞咽动作分三期：口腔期、咽期、食管期。吞咽不是一个随意活动，而是一种复杂的动作反射，必须有特定的刺激才能引起。正常进食时的吞咽是由舌的翻卷把食团推送入咽部，而咽与口腔、鼻腔、喉腔、食道相通，必须关闭咽与鼻腔、喉腔的通道，食物才能经咽进入食道，吞咽时食团刺激了咽部感应器，反射性地使软腭上升，咽后壁向前突出，从而封闭了鼻腔通道，不使食物进入鼻腔，同时声带内收，喉头升高，并向前紧贴会厌软骨，封住咽喉通道，使呼吸暂停，以防止食物进入气管。

吞咽困难是指在吞咽之初即出现咽下困难（口咽性吞咽困难）或者食物（固体和/或液体）从口腔到胃的推进过程中受阻而出现梗阻感（食管性吞咽困难）。所以，吞咽困难是指被吞咽食物在正常通过中受阻而引起的主观感觉。吞咽过程是由延髓吞咽中枢支配，在食管中、下段由壁内肠神经系统调节的大量自主蠕动反射来完成。吞咽困难可由咽、食管或贲门的功能性或器质性梗阻引起，脑卒中是造成吞咽困难的首要原因。吞咽困难的最常见症状是误吸。国内 60~79 岁老年患者的误吸率为 14.2%，国外的 10%~30% 的 65 岁以上老年人存在吞咽困难情况。

二、吞咽困难的原因

导致老年人群吞咽困难的原因包括常见疾病所致和年龄增长导致的生理性改变。

（一）吞咽困难的病因

吞咽困难的病因非常多，而且较为复杂，可分为机械性吞咽困难和运动性吞咽困难。也有学者从病因分类，比如根据炎症、损伤、梗阻、恶性肿瘤等来分类。

1. 机械性吞咽困难

（1）食管狭窄：①良性狭窄：老年人患有口腔炎、食管炎、反流性食管病、腐蚀性食管炎、口腔损伤、扁桃体炎、良性肿瘤（平滑肌瘤、脂肪瘤、血管瘤、息肉等）、缺血、手术后或放射治疗后等都可导致食管的良性狭窄；②恶性狭窄：恶性肿瘤如癌、肉瘤、淋巴瘤、转移性肿瘤等疾病可导致食道的恶性狭窄。

（2）外来压迫：颈骨关节病、咽后壁脓肿与包块、甲状腺极度肿大、内压性憩室与食管旁膈裂孔疝、纵隔占位病变等可从四周压迫食道导致机械性吞咽困难。

2. 运动性吞咽困难

（1）吞咽始动困难：老年人若患有口腔病变、口腔麻醉、涎液缺乏、舌肌瘫痪等可导致吞咽始动困难。

（2）咽与食管横纹肌障碍：肌无力、运动神经元病变、神经肌接头病变、狂犬病、破伤风、番木鳖碱中毒、马钱子中毒、锥体外系病变、舌咽性神经抑制失常可引起运动性吞咽困难。

（3）食管平滑肌障碍：进行性系统性硬化症、强直性肌营养不良、代谢性神经肌病（糖尿病、慢性乙醇中毒）可导致运动性吞咽困难。

吞咽困难的原因超过一百多种，有些原因并不是消化系统病变，很多原因对治疗有良好反应，比如缺铁性贫血出现吞咽困难。

（二）增龄所致吞咽困难

随着年龄的增长，吞咽困难发生的风险越大，但单纯因为年龄增加导致的吞咽困难比例较少。年纪的增加会影响人体头颈部的灵活性、生理功能和精神功能，这些变化会引起患者出现吞咽困难的症状。同时随着年龄的增长，疾病的发生率会增加，吞咽困难是许多与年龄相关的疾病的并发症。

三、吞咽困难的临床表现

老年人吞咽困难的一些临床表现不典型，常常出现严重反应时才考虑到患者是否存在吞咽困难。吞咽困难的主要临床表现如下。

（一）吞咽时的临床表现

老年人吞咽困难在吞咽时的临床表现主要有：

1. 饮水时常有呛咳，严重时少量饮水即有反应，吞咽时或吞咽后出现咳嗽。

2. 进食时常常胸口有食物堵塞感，感觉喉咙中有块状物，或食物黏着于食道内，有异物感。

3. 常有流涎、鼻反流。

（二）吞咽后的临床表现

老年人吞咽困难在吞咽后的临床表现主要有：

1. 进食后常有声音嘶哑、混浊、发声湿润低沉等表现。

2. 可在进食后突发咳嗽、呼吸困难、气喘，严重时出现颜面发绀等表现。

3. 进食后常有食物残留在舌面上或口腔缝隙中。

（三）其他表现

有些吞咽困难的老人可表现为食欲减退、营养不良（失用性萎缩）、体重下降（6个月内可下跌10%）、抵抗力下降、原因不明的发热或吸入性肺炎且反复发生。

四、吞咽困难的后果

吞咽困难若不及时干预处理，可导致多种不良并发症。吞咽困难的后果表现在饮食困难、进食减少、严重可引起气道阻塞、窒息，还可导致吸入性肺炎、脱水、营养不良以及心理和认知障碍等并发症，直接影响患者的独立生活自理能力和疾病的康复，使患者的生活质量下降、死亡率明显增高。老年患者吞咽困难还会增加医疗成本，包括住院时间增长、抗生素费用增高、护理和医生治疗时间增加、辅助检查次数增多，加重家庭及社会的经济负担。

五、吞咽困难评估的目的及意义

吞咽困难评估可初步判断患者是否存在吞咽困难、吞咽困难发生的部位；确定可导致其误吸的相关因素以防止误吸；明确患者是否需要通过改变营养方式来改善营养；可为患者进一步检查及阶段性治疗前后的评价提供依据；同时吞咽功能评估也是临床研究的需要。随着我国老龄化进程的加快，采取有效的评估方式，及时发现老年患者存在的吞咽困难并干预处理，从而降低我国老年患者吞咽困难导致的不良后果，无疑具有重要的临床意义和社会意义。

六、吞咽困难的评估工具及使用方法

老年人吞咽困难的评估包括一般医学评估、心理因素的评估、生理因素的评估、多项临床实验室辅助检查及评估量表等。

（一）一般医学评估

一般医学评估的内容主要包括患者既往疾病史、目前健康状况、吞咽困难的部位及病程进展、伴随症状、老人的营养状况、口腔状况及其他存在疾病。

（二）吞咽困难的相关试验及检查

1. 饮水试验

患者取坐位，将听诊器放置于患者剑突与左肋弓之间，嘱饮水一口，正常人在 8~10 秒后可听到喷射性杂音，若有食管梗阻或运动障碍，则听不到声音或延迟出现，梗阻严重者甚至可将水呕出。此方法简单易行，可作为初步鉴别诊断食管有无梗阻的方法。

2. 食管滴酸试验

对诊断食管炎或食管溃疡有重要帮助。试验前 3 日做上消化道钡餐检查，试验前禁食 12h，患者取坐位，导入双腔胃管固定于胃管前端达门齿下 20cm~25cm 处，先滴注生理盐水，每分钟 10 ml~20ml，15 分钟后，若患者无特殊不适，再以同样速度滴注 0.1mol/L 盐酸，食管炎或溃疡患者一般在 15 分钟内出现胸骨后烧灼样疼痛或不适，立即停滴，并改滴 5％碳酸氢钠液，滴速为 100 滴/min，直至患者疼痛消失为止，记录滴注的时间。滴酸后出现胸骨后烧灼感和（或）疼痛为阳性，无上述症状出现为阴性。

3. 食管测压

该诊断方法较少用，但在某些选择性病例中很有意义。它是用固态或者灌注技术来记录食管腔压力。在吞钡和内镜以及充分的抗反流治疗（内镜下显示食管炎愈合）尚不能确诊而又怀疑食管性吞咽困难时，可予测压。能通过食管测压诊断的三种引起吞咽困难的疾病为贲门失弛缓症、硬皮病（食管蠕动无能）和食管痉挛。食管测压可判断食管运动功能状态，一般采用导管侧孔低压灌水测法。正常食管下括约肌（LES）基础压力在 12 mmHg~20mmHg，LES 压/胃内压>1.0，如压力≤10mmHg、LES 压/胃内压<0.8，提示胃食管反流。

4. 实验室检查

对吞咽老人进行的实验室检查主要包括以下内容：

（1）血常规检查：对吞咽困难老人进行血常规检查可明确白细胞计数是否在正常范围，中性粒细胞比值是否升高，若升高排除其他部位存在的感染情况则提示口咽、食管炎症引起的吞咽困难。

（2）X 线检查：对吞咽困难老人进行食管 X 线钡餐造影检查可观察咽部及食道下端

有无狭窄或其他病变。

（3）肌电图：对吞咽困难老人进行肌电图检查可辅助诊断神经肌肉接头病变与肌病引起的吞咽困难。

（4）食管 24 小时 pH 值监测：对吞咽困难老人进行食管 24 小时 pH 值监测对诊断酸性或碱性反流有重要帮助。

（三）吞咽困难的评估量表及使用方法

1. 反复唾液吞咽试验

患者取坐位，或半坐卧位。检查者把手指放在患者下颏下方，嘱患者尽量快速反复吞咽。喉结和舌骨随着吞咽运动，越过手指，向前上方移动，然后再复位，通过手指确认这种上下运动，下降时即为吞咽的完成。口干患者可在舌面沾少量水。观察 30 秒内患者反复吞咽的次数和喉上抬的幅度。检查时手指位置：食指—下颌骨下方；中指—舌骨；环指—甲状软骨/喉结；小指—环状软骨，见图 4—1。

图 4—1　反复唾液吞咽试验手指位置图示

检查 30 秒内吞咽次数：老年人＞3 次即正常。喉上抬幅度：中指能触及喉结上下移动 2cm，＜2cm 为异常。

2. 医疗床旁吞咽评估量表

医疗床旁吞咽评估量表是南曼彻斯特大学医学院语言治疗科的 Smithard 及 Wyatt 编制的量表。Smithhard 等对该量表进行床旁评估排除脑卒中后误吸的可靠性进行了观察，发现自主咳嗽减弱和意识水平下降预测误吸的敏感度是 75%，敏感度较言语治疗师床旁评估的结果高。量表项目较多，对吞咽评定很全面，包括了一些能预测误吸的症状、体征，对预测脑卒中后误吸的可靠性较高，最适用于脑卒中后需要评估吞咽功能的患者，但只可判断患者是否存在不安全吞咽，而不能对吞咽障碍程度进行分级。医疗床旁吞咽评估量表见表 4—5。

表 4—5　医疗床旁吞咽评估量表

项目	评分标准
意识水平	1：清醒　　2：嗜睡但能唤醒　　3：有反应但无睁眼和言语　　4：对疼痛有反应
头和躯干的控制	1：正常坐稳　　2：不能坐稳　　3：只能控制头部　　4：头部也不能控制
呼吸模式	1：正常　　2：异常
唇的闭合	1：正常　　2：异常
软腭的运动	1：对称　　2：不对称，3：减弱或缺损

项目	评分标准
喉功能	1：正常　　2：减弱，3：缺乏
咽反射	1：存在　　2：缺乏
自主咳嗽	1：存在　　2：减弱，3：缺乏
第1阶段：给予1汤匙水（5ml）3次	
水流出	1：无或一次　　2：大于一次
有无效喉运动	1：有　　2：无
重复吞咽	1：无或一次　　2：一次以上
吞咽时咳嗽	1：无或一次　　2：一次以上
吞咽时喘鸣	1：有　　2：无
吞咽后喉的功能	1：正常　　2：减弱或声音嘶哑　　3：发音不能
第2阶段：如果第1阶段正常（重复3次，2次以上正常），给予吞咽60ml烧杯中的水能否完成1：能　2：不能	
饮水需要的时间（s）	
吞咽中或完毕后咳嗽	1：无　　2：有
吞咽时或完毕后喘鸣	1：无　　2：有
吞咽后喉的功能	1：正常　　2：减弱或声音嘶哑　　3：发音不能
误吸是否存在	1：无　　2：可能　　3：有

姓名：　　　　日期：　　　　记录号：　　　　医师：

注：如果患者不能正常吞咽5ml的水，尝试3次中多于一次出现咳嗽或者气哽，或者出现吞咽后声音嘶哑（即喉功能减弱），则不再继续第2阶段。不能进入第2阶段，或在第2阶段中出现咳嗽或气哽，或出现吞咽后声音嘶哑，就认为是不安全吞咽。

医疗临床吞咽评估量表结果判定：

（1）安全吞咽：患者顺利完成第1、2阶段测试并未见异常。

（2）不安全吞咽：①第1阶段：患者不能正常吞咽5ml的水，尝试3次中多于一次出现咳嗽或气哽，或者出现吞咽后声音嘶哑（即喉功能减弱）；②第2阶段：患者吞咽60ml烧杯中的水出现咳嗽或气哽，或出现吞咽后声音嘶哑。

3. 吞咽困难分级量表

吞咽困难分级量表为吞咽困难评价标准，来自日本康复医学界，划分为0～10分，分数越高表示吞咽困难的程度越低，10分表示正常吞咽。该量表以营养摄取途径为线索反映经口进食的能力，重测信度很好，能预测吞咽困难患者是否发生误吸、住院期间是否发生肺炎及出院时的营养状态，还可根据量表选择康复训练方法。吞咽困难分级量表见表4－6。

表 4-6　吞咽困难分级量表

序号	评价内容
1	不适合任何吞咽训练,仍不可经口进食
2	仅适合基本吞咽训练,仍不可经口进食
3	可进行摄食训练,但仍不能经口进食
4	在安慰中可少量进食,但需静脉营养
5	1~2 种食物经口进食,需部分静脉营养
6	3 种食物经口进食,需部分静脉营养
7	3 种食物可经口进食,不需静脉营养
8	除特别难咽的食物外,均可经口进食
9	可经口进食,但需临床观察指导
10	正常摄食吞咽功能

评价:

吞咽困难分级量表评估结果:分 0~10 分,分数越高表示吞咽困难的程度越低,10 分表示正常吞咽,低于 10 分表示吞咽困难。

吞咽困难分级量表对治疗效果的判定:≥9 分基本痊愈;提高 6~8 分,明显好转;提高 3~5 分,好转;1~2 分,无效。

4. 洼田饮水试验

洼田饮水实验是日本学者洼田提出的,分级明确清楚,操作简单,利于选择有治疗适应证的患者,还可评价其吞咽功能治疗的效果,但是该试验要求患者意识清楚并能够按照指令完成试验,同时与患者主观感觉有关,试验结果与临床和实验室检查结果不一致的很多。该试验可以预测患者是否发生误吸,但准确率并不高,不能预测住院期间是否发生肺炎。因此在进行洼田饮水试验评估操作前应注意患者健康史的采集(如患者的神志情况、平时的饮水吞咽情况、进食方式等),判断其是否适合洼田饮水试验,根据患者吞咽情况有效沟通和下达试验指令。评估时,患者端坐,喝下 30ml 温开水,观察所需时间和呛咳情况。洼田饮水试验评估量表见表 4-7。

表 4-7　洼田饮水试验

分级评定标准	
Ⅰ级(优)	能顺利地 1 次将水咽下
Ⅱ级(良)	分 2 次以上,能不呛咳地咽下
Ⅲ级(中)	能 1 次咽下,但有呛咳
Ⅳ级(可)	分 2 次以上咽下,但有呛咳
Ⅴ级(差)	频繁呛咳,不能全部咽下
判定标准	
正常	Ⅰ级,5 秒之内
可疑	Ⅰ级,5 秒以上或Ⅱ级
异常	Ⅲ、Ⅳ、Ⅴ级

续表

疗效判断标准	
治愈	吞咽障碍消失，饮水试验评定Ⅰ级
有效	吞咽障碍明显改善，饮水试验评定Ⅱ级
无效	吞咽障碍改善不明显，饮水试验评定Ⅲ级以上

5. 其他评估方法

吞咽困难的评估还有洼田吞咽能力评定法、吞咽障碍程度分级、洼田吞咽困难评价方法、吞咽功能七级分级标准、脑卒中患者神经功能缺损程度评分标准中的吞咽困难亚量表等多种评价方法。

七、吞咽困难评估结果及临床应用

本文主要介绍洼田饮水试验量表的评估结果及临床应用。

（一）吞咽困难的评估结果

1. 根据患者端坐时喝下 30ml 温开水的呛咳情况，将吞咽功能分级为Ⅰ-Ⅴ级，根据分级为其制定临床相关护理计划，防止并发症，提高其吞咽功能，改善其生活质量。

2. 根据吞咽功能的分级和从口腔含水开始到全部咽下 30ml 温开水结束（以喉头运动为标准）所需的时间，将吞咽功能分为正常、可疑、异常。

3. 通过洼田饮水试验还可评价患者吞咽功能治疗的效果，即治愈、有效、无效。

（二）吞咽困难的临床应用

1. 促进康复训练

依据评估的结果，寻找病因，制定康复训练计划及康复目标，并依据定期评估结果来评定康复疗效。

常见的吞咽障碍康复训练有吞咽器官的运动训练、咽部冷刺激疗法、空吞咽、次数吞咽和摄食训练等。根据洼田饮水试验评估结果，吞咽功能Ⅰ～Ⅲ级者不用训练可以正常饮食，只需指导其进食的食物形态（如软食、流质饮食、半流质饮食等）、进食的量、摄食姿势、摄食方法，必要时进行饮食监护。Ⅳ～Ⅴ级需要进行皱眉、闭眼、鼓腮、微笑、伸舌等强化口腔、颜面肌及颈部屈肌肌力的训练，并进行摄食训练，从胶冻样食物向糊状食物过渡，进食时以躯干后倾和轻度颈曲位较好，不易引起误咽。

2. 加强护理

（1）心理护理：吞咽困难的患者，易产生恐惧、自卑、紧张心理，进食常常痛苦，因而可能出现畏食或拒食，导致营养不良而加重病情。护士要给予他们安慰和关心，生活上给予帮助，耐心地向患者讲明疾病发生、发展规律及康复过程，帮助患者了解病情，正确指导进食的方法及体位，消除病人的恐惧心理，使病人积极地进食、配合治疗，以改善其吞咽困难的症状。

（2）口腔护理：吞咽困难的患者，进食时口腔容易存留食物残渣，应及时协助其在饭后漱口、清洁口腔。不能经口进食或流涎的患者，要为其定时进行口腔护理，保持其口腔清洁、湿润，去除口臭、牙垢，增进食欲，保证患者舒适，预防口腔感染等并发症。

3. 饮食管理

对咀嚼或吞咽困难的患者调整头的位置可帮助食物从口腔进入咽部，并防止食物过早地从口腔进入咽。吞咽困难的患者应少食多餐，避免过冷、过热、粗糙和有刺激性的食物，限制盐的摄入，食物宜清淡、少油腻。吞咽功能Ⅰ～Ⅱ级者能经口进食，可给普通饮食；Ⅲ～Ⅳ级者部分食物能经口进食，可给流质饮食，必要时可静脉辅助营养；Ⅴ级者完全不能经口进食，需鼻饲和静脉辅助营养。若经口摄食发生吞咽障碍时，可先尝试30°仰卧位、颈部前倾的姿势，利用重力使食物容易被摄入和吞咽。患者有偏瘫时，最好采取"健侧在下，患侧在上"的半仰卧位，颈部朝向患侧，在重力作用下食物落至健侧，利于吞咽。患者适当进食水果，预防便秘。注意观察大便的颜色、性质。

【案例】

患者张某，男，70岁，神志清楚，因脑梗塞后遗症有左侧肢体运动障碍，同时出现进食及饮水时呛咳，偶有液体从鼻孔流出，食物不能向咽部移动，食物及唾液常滞留于口腔，吐词不清。予其洼田饮水试验评估，协助患者端坐，患者分3次咽下30ml温开水，但有呛咳。

【思考题】

1. 该患者的洼田饮水试验评定结果为几级？
2. 该患者主要护理问题/诊断是什么？
3. 对该患者应采取哪些护理措施？

（徐一方　杨　翔）

第四节　老年运动功能的评估及管理

一、运动概述

运动是指骨骼肌的活动，包括随意运动和不随意运动。随意运动受大脑皮层运动区支配，由锥体束控制；不随意运动由锥体外系和小脑控制。

运动功能是生活质量的重要保证。人体运动系统包括骨、关节、肌肉三个部分，老年人的运动系统随着年龄的增长，退行性改变也逐渐加重，是影响老年人运动功能的首要因素。所以科学准确地对老年人运动功能进行评估是非常重要的，可为老年人日常生活中运动功能的管理提供准确的量化依据。

老年人一旦运动功能下降，有可能出现姿势和步态的异常、体位异常、视线调节和空间定位能力下降、感觉功能下降、辨距不良和意向性震颤等状态。老年人步态障碍多表现为蹒跚步态、感觉性共济失调步态、肌痉挛步态、慌张步态等。

运动功能评估是指通过统一、规范、科学的方法对人体运动系统骨、关节、肌肉和活动能力做量化评定并分析结果中存在的问题和影响因素。

二、老年运动功能障碍发生的危险因素

(一) 年龄因素

人体运动系统包括骨、关节、肌肉三个部分，构成了人体的支架、基本形状和运动条件，随着年龄的增长其退行性改变也逐渐增加。年龄对骨骼的影响主要表现在钙的异常，如因钙的消耗与丢失导致骨的脆性增高、坚硬度降低；对肌肉的影响表现在肌细胞水分减少，使肌肉逐步萎缩肌力降低，男性比女性更明显，年轻人的肌肉重量占体重的42%～44%，老年人肌肉重量只占体重的24%～26%、肌肉耗氧量减少，较年轻时易疲劳和受损，导致损伤后恢复较慢；关节主要表现在软骨纤维化、骨化及磨损，导致关节活动度减小，易于发生骨关节病变，从而间接导致运动功能障碍。

(二) 营养因素

营养对运动功能有较大影响。营养不良会加速肌肉萎缩，使肌力下降，钙的流失增加等。营养因素包括营养过剩和营养缺乏两方面。造成营养不良的因素主要在进食－消化－吸收三个环节。随着年龄的增长导致进食量减少、食物摄取范围缩小。消化分为物理消化和化学消化两种方式，牙齿负责咀嚼食物是物理消化的关键因素。根据调查，LOA（牙周探诊深度及附着丧失）严重程度随年龄的增加而增高。各种消化酶的分泌减少、肠胃蠕动能力下降、消化和吸收功能均大大减退。营养过剩可引起肥胖、高血压等疾病。

(三) 疾病因素

疾病因素包括生理疾病和精神疾病，都可能直接导致运动功能障碍，如脑血管意外可以导致偏瘫等。生理疾病直接引起骨、关节、肌肉方面的病变从而形成运动功能障碍；精神疾病导致的运动动能障碍主要表现在认知方面，对骨、关节、肌肉不会直接导致损伤，但对大脑的影响是不可忽视的，如帕金森病等。疾病因素是导致老年人群发生运动功能障碍的主要因素，并且存在复杂、多样、时间长、损伤严重等特点。

(四) 环境因素

老年人身体素质下降、对环境感知能力降低，对环境变化不能及时做出正确的判断，所以环境因素也可以间接导致运动功能障碍。

(五) 其他因素

老年人随着年龄的增长，导致机体对外界的感知、反应等能力下降，在应对各种突发情况时发生意外伤害的比率高于年轻人。

三、老年运动功能障碍的临床表现

老年人运动功能障碍的临床表现主要在以下几个方面。

(一) 关节活动度 (ROM)

老年人存在运动功能障碍时，关节存在炎症、红肿、粘连、疼痛、皮肤温度升高等病理情况，关节活动度均会受到不同程度的影响，导致关节活动度受限。

(二) 肌力

当老年人存在运动功能障碍时，其活动时间会大大减少，从而导致全身肌力持续降

低，陷入障碍制动−减少活动−肌力降低−减少活动的恶性循环。

（三）平衡协调功能

生活中大多数老年人的平衡协调功能都有不同程度的减退，75岁及以上的老年人中，有30%上楼困难，40%无法行走250米，7%需要协助才能行走，平衡功能在运动功能中起到决定性作用。平衡的影响因素包括本体感受器、前庭系统、视觉系统、高级中枢对平衡信息的整合能力。存在运动功能障碍的老年人其平衡协调能力也会有不同程度的降低。常见的协调障碍有共济失调、上肢摇摆、醉汉步态、震颤、轮替运动障碍、辨距不良、肌张力低下、书写障碍、运动转换障碍、协同运动障碍等。

（四）肢体围度

运动障碍急性期，相应的肢体围度会因炎症发生肿胀导致围度增加。急性期后，如运动功能障碍没有恢复，肌肉会逐渐萎缩、肢体围度会相应减小。

（五）步态

由于头、上肢、躯干、下肢都要参与步行活动，所以当存在运动障碍时会从步态上反映出来，步态是运动功能障碍评定的重要组成部分。常见的异常步态有臀大肌步态、臀中肌步态、股四头肌步态、跨阈步态、疼痛步态、假肢步态、下肢不等长步态、偏瘫步态、剪刀步态等。通过步态分析可以发现运动障碍的具体部位和严重程度。

（六）疼痛

疼痛是指反映真实的或可能的组织损害及由此引发的不愉快的情感反应，是一种复杂的自我保护机制。有关文献表明老年人疼痛发生率49%～83%，疼痛部位主要是肌肉、骨骼，对日常生活与运动产生巨大影响。在临床中发生运动障碍后都存在不同程度的疼痛，因此疼痛也是运动障碍的重要临床表现方式。

（七）心理

当老年人发生运动障碍后，其心理状态会根据其严重程度发生相应的变化，运动障碍越严重则心理障碍也越重，主要表现在言语少、脾气暴躁、自卑、沮丧等一系列与平常不同的心理状态。

四、老年运动功能障碍的后果

当老年人发生运动功能障碍后，会对身体及心理产生巨大影响，从而降低老人的生活质量和幸福感，产生的后果主要表现在生理和心理两大方面。

1. 生理变化及并发症

心血管系统、呼吸系统、消化系统、泌尿系统由于运动功能障碍发生后活动减少，导致各系统能力逐渐减退，自我修复能力变弱、身体抵抗力降低，关节活动度减小，肌力减弱等一系列问题。从而容易导致跌倒、骨折等并发症发生。

2. 心理

当老年人发生运动功能障碍时，会对其生活造成无法适应的影响，会经历无知期、震惊期、否认期、抑郁期、反对独立期、适应期心理过程。从而对老年人的心理、睡眠及人际关系产生巨大影响。

五、老年运动功能的评估及管理的目的及意义

通过对老年人运动功能（关节活动度、肌力、肢体围度、平衡协调功能、步态、疼痛等）采取科学、统一、规范的测量手段和标准，对其运动能力进行量化，可以客观地描述老年人现有的运动功能。医生或康复治疗师通过对其结果进行分析，判断运动功能障碍级别，制订相应的治疗或康复方案，从而有效地改善老年人的运动能力，规避生活中可能发生的二次伤害，提高生活质量。

六、老年运动功能的评估工具及使用方法

老年人运动功能的评估内容主要包括关节活动度、肌力、平衡协调功能、肢体围度、步态、疼痛等几个方面。

（一）关节活动度的评估工具及使用方法

关节活动度的评估工具最常用的是普通量角器法。普通量角器用两根直尺连接一个半圆量角器或全圆量角器制成，手指关节用小型半圆角器测量。使用时将量角器的中心点准确对准关节活动轴中心（参照一定的骨性标志），两尺的远端分别放到指向关节两端肢体上的骨性标志或与肢体长轴相平行。随着关节远端肢体的移动，在量角器刻度盘上读出关节活动度。

量角器的使用方法：根据所测量的关节大小选择合适的量角器。如测量膝关节、髋关节等大关节时应选择 40cm 的长臂量角器，而测量手或趾关节时，应选 7.5cm 的短臂量角器。测量的注意事项：

①在测量时应严格按照规定，固定臂与构成关节的近端骨长轴平行，移动臂与构成关节的远端骨长轴平行。当患者有特殊运动障碍时可以变化。量角器的轴心一般应与关节的运动轴一致。检查者应熟练掌握各关节测量时固定臂、移动臂、轴心的具体操作方法。

②在不同的体位下，关节周围软组织紧张程度不同，测量的结果往往出现差异。

③为了防止被测量关节运动时其他关节参与运动，出现固定不充分的现象，检查者应协助被检查者保持体位的固定。

（二）肌力的评估工具及使用方法

肌肉是构成运动系统的一部分。一个关节的运动是由附近的肌肉群协同完成的，所以评估肌肉功能尤其重要，而徒手肌力检查（MMT）是临床上最常用的方法，表明肌肉对抗人身体重量或以骨为杠杆对抗测试者阻力的能力。

方法：根据受损肌肉或肌群功能，使病人处在不同受检位置，让其做一定动作，对动作分别给予助力和阻力，以达到最大活动范围。

根据接受助力或克服阻力的能力，按 6 级分级标准进行判定：

0 级（无）：触不到肌肉收缩。

1 级（极差）：只能触到肌肉收缩，而没有运动。

2 级（差）：运动抗重力达部分活动范围。

3 级（较好）：运动能抗重力达全范围的活动。

4 级（良好）：运动能对抗重力和部分阻力达全范围的活动。

5级（正常肌力）：运动能对抗重力和最大的阻力达全范围的活动。

（三）平衡协调功能的评估工具及使用方法

1. 平衡反应的评定

患者可采用不同的体位，如卧位、跪位、坐位或站立位进行评定。检查者破坏患者原有姿势的稳定性，然后观察患者的反应，这种评定属于定性评定。

2. Berg平衡量表：详见平衡与步态章节。

3. 协调功能的评定

临床上，通常从交互动作、协同性、准确性三方面对其进行评估。常用试验有以下几个：

（1）指鼻试验：指鼻试验是患者先将手臂伸直、外旋、外展，以食指尖触自己的鼻尖，然后以不同的方向、速度、睁眼、闭眼重复进行，并两侧比较。

（2）轮替动作试验：轮替动作试验是指交互动作障碍的评价方法。嘱患者以前臂向前伸平并快速反复地做旋前旋后动作，或以一侧手快速连续拍打对侧手臂，或足跟着地以前脚掌敲击地面等。小脑共济失调的患者这些动作笨拙，节律慢而不均，称轮替运动障碍。

（3）准确性测验：一个中心圆直径1cm，每圈之间的距离为1cm。患者手持铅笔，从垂直距离纸面10cm处，以每秒一点的速度向中心圆打点，共作50秒，双手分别进行，注意肘关节勿触桌面。将落在图中心同心圆1~5轨道中和图外不同区域的点数分别记录。

4. 平衡评定

临床上常用的平衡功能评定方法为平衡反应的评定、Berg平衡量表和应用仪器等进行的静态、动态平衡功能评定。

（四）肢体围度的评估工具及使用方法

皮尺：测试时皮尺的松紧度应适宜，以对皮肤不产生夹挤为度。不要过紧或过松。测量围度处于水平状。

（五）步态的评估工具及使用方法

详见平衡与步态评估章节。

（六）疼痛的评估

详见疼痛评估章节。

（七）心理功能评估

评估由专业的心理治疗师采用专业的方法进行评估，只有在正确的方法下才能得出正确的结果。

七、老年运动功能的评估结果及临床应用

老年人的运动评估内容及工具很多，以上是主要的几个方面。评估结果有助于医生或康复技师准确发现患者存在的运动障碍程度、位置，有助于制订科学、有效的康复治疗计划，为老年人的生活安全提出有效建议，规避运动风险。因此老年人都应接受运动功能评估及管理，这样才能做到先发现、先治疗、先管理、先受益，为提高老年人生活质量保驾护航。

现以徒手肌力检查法和关节活动度的评估为例来说明评估结果及临床应用。

（一）徒手肌力检查的结果及临床应用

徒手肌力检查结果分为 0~6 级。

0 级（无）：触不到肌肉收缩。患者在治疗中，治疗师给予患者全范围关节活动，诱发患者肌肉收缩。

1 级（极差）：只能触到肌肉收缩，而没有运动。患者在治疗中，治疗师引导患者肌肉自主收缩到最大，再引导患者在减重状态下关节活动。

2 级（差）：运动抗重力达部分活动范围。患者在治疗中，治疗师给予患者一定助力帮助患者抗重力活动到全范围，然后引导患者自己逐步抗重力活动。

3 级（较好）：运动能抗重力达全范围的活动。患者在治疗中，治疗师先让患者主动运动达到全关节活动度，然后再给予轻微阻力，让患者尽量抗阻活动全范围。

4 级（良好）：运动能对抗重力和部分阻力达全范围的活动。患者在治疗中，治疗师给予患者轻微阻力，待患者肌力增加后，再逐步增加阻力，直到患者肌力正常。

5 级（正常肌力）：运动能对抗重力和最大的阻力达全范围的活动。

（二）关节活动度的评估结果及临床应用

应用评估工具测得患者关节活动度是否受限，如有受限，可进行 CPM（持续被动关节活动）、关节松动术等康复训练。

现以关节松动术为例，关节松动术分为 4 级手法：

Ⅰ级：治疗者在关节活动的起始端，小范围、节律性地来回推动关节。

Ⅱ级：治疗者在关节活动允许范围内，大范围、节律性地来回推动关节，但不接触关节活动的起始端和终末端。手法主要用于缓解疼痛。

Ⅲ级：治疗者在关节活动允许范围内，大范围、节律性地来回推动关节，每次均接触到关节活动的终末端，并能感觉到关节周围软组织的紧张。

Ⅳ级：治疗者在关节活动的终末端，小范围、节律性地来回推动关节，每次均接触到关节活动的终末端，并能感觉到关节周围软组织的紧张。

上述 4 级手法中，Ⅰ、Ⅱ级用于治疗因疼痛引起的关节活动受限；Ⅲ级用于治疗关节疼痛并伴有僵硬；Ⅳ级用于治疗关节因周围组织粘连、挛缩而引起的关节活动受限。

【案例】

某女，83 岁。于 7 月前某日早晨睡醒后发现左侧肢体无力、活动障碍，无昏迷、呕吐、抽搐、出汗等。急诊颅脑 CT 示"右侧丘脑血肿（量约 6ml）；右侧侧脑室少量积血；脑萎缩"，入院经治疗后病情平稳，现存在左侧肢体功能障碍，左上肢能抬离床面，但不能对抗阻力。

【思考题】

1. 老年人运动功能障碍主要表现在哪些方面？

2. 该老人肌力评定结果如何？康复运动应该如何进行？

（黄兴玲　唐跃群）

第五章　老年精神心理的评估

第一节　老年认知功能的评估及管理

一、认知功能概述

认知功能是属于大脑皮质的高级活动。认知（cognition）是对事物认识和知晓的过程，即知识的获得、组织和应用过程，它是一个体现功能和行为的智力过程，是人类适应周围环境的才智。老年认知功能主要反映老年人对周围环境的认识和对自身所处状况的识别能力，对老年人晚年是否能独立生活以及生活质量起着重要的影响作用。达到一定年龄阶段的老年人，均会不同程度伴有认知功能的障碍。认知包括感知、学习、注意、记忆、思考等过程。广义上认为认知可以包括与脑功能有关的任何过程。如果其中某一个认知域发生障碍，就称为该认知域的障碍；如果为多个认知域发生障碍，则称为认知功能障碍。轻度认知功能障碍（Mild Cognitive Impairment，MCI）特指有轻度记忆障碍为主的进行性认知功能下降，但未达到痴呆的诊断标准。痴呆（dementia）是一种以认知功能受损为核心症状的获得性智能损害综合征。认知损害可涉及记忆、学习、定向、理解、判断、计算、语言、视空间等，其智能损害的程度足以干扰日常生活能力或社会职业功能。痴呆按病因分为阿尔茨海默病（Alzheimer's disease，AD）、血管性痴呆（vascular dementia，VaD）、额颞叶痴呆（front temporal dementia，FTD）、路易体痴呆（dementia with lewybodies，DLB）和其他类型痴呆等，其中 AD 最为常见，约占所有痴呆类型的 60%。

二、影响认知功能的因素

认知功能障碍不可逆转的危险因素包括年龄与遗传，而其他损伤脑组织、造成老人认知功能障碍的因素如颅脑损伤、脑卒中、脑发育迟缓、原发情感障碍、药物及酒精中毒、艾滋病等是继发的、可预防的。这些因素可以造成老人视觉、听觉、触觉及自身躯体方面障碍，进而导致对外界环境的感知和适应困难，使其发生生活和社会适应的障碍。适度的休闲娱乐、有氧锻炼、力量训练以及高血脂、高血压及血糖的良好控制，有利于认知功能障碍的预防。

三、认知功能障碍的临床表现

认知功能障碍主要分为轻度认知功能障碍与痴呆两种情况，其临床表现如下。

（一）轻度认知功能障碍的临床表现

轻度认知功能障碍（Mild Cognitive Impairment，MCI）是认知功能处于正常与痴呆间的一种过渡状态。MCI 在 65 岁以上老年人群中患病率 10%～20%，超过一半的 MCI 患者在 5 年内会进展为痴呆，只有少部分 MCI 患者认知功能可保持稳定，甚至恢复正常。MCI 的认知损害可以是记忆力损害，也可以是记忆力以外的损害，如执行功能、注意力、语言能力等。根据是否存在记忆力下降可将 MCI 分为遗忘型（amnestic MCI，aMCI）和非遗忘型（non-amnestic MCI，naMCI）；根据损害区域可分为单区域型和多区域型。

（二）痴呆的临床表现

痴呆是认知功能障碍的严重阶段，与 MCI 的区别是已经明显影响到对个体的社会功能、日常生活造成明显影响。按病情进展分为轻度痴呆、中度痴呆、重度痴呆。

1. 轻度痴呆

多数轻度痴呆老人的主要症状是逐渐出现的记忆力下降和认知功能减退。常见的主要表现为认知速度减慢、反应时间延长、短时记忆容量减少，如不能学习新东西，不能记忆新信息，才吃过饭不记得吃过些什么，刚看过的电视、读过的报纸不记得内容。多数老人还有情绪问题，可以表现为焦虑甚至抑郁，他们发现自己记忆力下降担心被人瞧不起，故意隐藏掩饰，造成误会，明知道是记错了，不承认。此阶段的特点是老人工作和社交能力下降，但是能独立生活和做出一定程度的合理判断。

2. 中度痴呆

老年人的记忆力进一步下降，其思维能力、语言能力和定向力方面的认知发生异常。此阶段可表现为吃过饭记不得，熟悉的地方迷路，部分老人出现幻觉或妄想。如看见不存在的人或物品，坚信家里人藏起他的存折或家人被陌生人替代了。多数老人的日常生活能力下降，伴有体重减轻，日常生活常常需要有人协助。

3. 重度痴呆

此阶段老人生活完全依赖他人，说一句完整的话语都很困难甚至完全失语。生活完全不能自理，肢体僵硬，拖着脚走路甚至完全失去行走能力。大小便基本失禁。长期卧床可能导致压疮、肺部感染、皮肤感染、尿路感染等。

四、认知功能障碍的后果

老年人一旦发生认知功能障碍，给患者、社会及家庭都会造成不良影响，主要表现为：

①造成患者记忆力减退、注意力不集中、思维不灵活、生活质量下降，严重者可以加重各种疾病的进程。

②因认知功能障碍而导致的医疗费用增加。

③给家属或亲人造成严重的精神负担。

五、认知功能评估的目的及意义

通过评估了解患者认知功能是否存在异常，以及异常的类型、程度、性质和范围，为制定康复计划，判定康复疗效提供重要依据；在康复过程中，能够及时认清由于认知功能障碍可能对肢体功能训练产生的不利影响，并将其降到最低程度；通过评估，可以对疾病早期的筛查、诊断、分期、预后起到一定的指导作用。

六、认知功能的评估工具及使用方法

近年来，很多国外学者创造和评价了用于门诊和一线医务工作人员筛查老年认知的各种量表，其中有代表性和应用较广的量表有简易智能评估量表（简易精神状态检查MMSE）、画钟试验（CDT）、简明认知评估量表（Mini Cog）等。

（一）简易智能评估量表

1. 简易精神状态检查表（MMSE）

简易精神状态检查表 MMSE 诞生于 1975 年，是最古老的和应用最广泛的痴呆筛查工具之一，也是评价其他量表时最常用的参照。简易精神状态检查表见表 5-1。

表 5-1　简易精神状态检查表（MMSE）

项目	问题	评分	
时间定向（5分）	今天星期几	1	0
	今天几号	1	0
	现在是几月份	1	0
	现在是什么季节	1	0
	今年是哪一年	1	0
地点定向（5分）	省（市）	1	0
	县（区）	1	0
	乡（镇、街道）	1	0
	这是什么地方	1	0
	第几层楼	1	0
记忆力（3分）	皮球	1	0
	国旗	1	0
	树木	1	0
注意和计算力（5分）	100-7=	1	0
	93-7=	1	0
	86-7=	1	0
	79-7=	1	0
	72-7=	1	0
回忆能力（3分）	皮球	1	0
	国旗	1	0
	树木	1	0
物体命名（2分）	铅笔	1	0
	手表	1	0
语言复述（1分）	复述：瑞雪兆丰年	1	0
阅读能力（1分）	闭上您的眼睛（按卡片上的指令执行动作）	1	0
三步命令（3分）	用右手拿纸	1	0
	将纸对折	1	0
	放在左大腿上	1	0

续表

项目	问题	评分	
书写能力（1分）	写一句完整的句子	1	0
结构能力（1分）	按样作图	1	0
附作图样			

2. MMSE 评定说明

（1）定向力（10分）：首先询问日期，之后再针对性的询问其他部分，如"您能告诉我现在是什么季节"，每答对一题得一分。日期和星期差一天可计正常。请依次提问，"您能告诉我你住在什么省市吗"（区县 街道 什么地方 第几层楼）每答对一题得一分。

（2）记忆力（3分）：即刻记忆也称最初或一级记忆，告诉被测试者您将问几个问题来检查他/她的记忆力，然后清楚，缓慢地说出3个相互无关的东西的名称（如：皮球，国旗，树木，大约1秒钟说一个）。说完所有的3个名称之后，要求被测试者重复它们。被测试者的得分取决于他们首次重复的答案。（答对1个得1分，最多得3分）。如果他们没能完全记住，你可以重复，但重复的次数不能超过5次。如果5次后他们仍未记住所有的3个名称，那么对于回忆能力的检查就没有意义了（请跳过"回忆能力"部分检查）。

（3）注意力和计算力（5分）：要求病人从100开始减7，之后再减7，一直减5次（即93，86，79，72，65）。每答对1个得1分，如果前次错了，但在错误得数基础上减7，正确者仍给相应得分。

（4）回忆能力（3分）：如果前次被测试者完全记住了3个名称，现在就让他们再重复一遍。每正确重复1个得1分，最高3分。

（5）语言能力（9分）：①命名能力（0～2分）：拿出手表卡片给测试者看，要求他们说出这是什么，之后拿出铅笔问他们同样的问题；②复述能力（0～1分）：要求被测试者注意你说的话并重复一次，注意只允许重复一次。这句话是"瑞雪兆丰年"，只有正确，咬字清楚的才记1分；③三步命令（0～3分）：给被测试者一张空白的白纸，要求病人把纸用右手拿起来，双手把它对折起来，然后放在左大腿上。要求对方按你的命令去做，注意不要重复或示范。只有他们按正确顺序做的动作才算正确，每个正确动作计1分；④阅读能力（0～1分）：拿出一张"闭上您的眼睛"卡片给被测试者看，要求被测试者读它并按要求去做，只有他们确实闭上眼睛才能得分；⑤书写能力（0～1分）：给被测试者一张白纸，让他们自发的写出一句完整的句子。句子必须有主语、动词，并有意义，注意不能给予任何提示，语法和标点的错误可以忽略；⑥结构能力（0～1分）：在一张白纸上画有交叉的两个五边形，要求被测试者照样准确地画出来。评分标准：五边形需画出5个清楚的角和5个边。同时，两个五边形交叉处形成菱形，线条的抖动和图形的旋转可以忽略。

3. MMSE 的评分标准与结果判断

MMSE 的评分采用0、1两级评分，答对一题记1分，答错及拒绝回答记0分，满分30分。结果判定如下：

（1）认知功能障碍：最高得分为30分，分数在27～30分为正常，分数<27为认知功能障碍。

（2）痴呆划分标准：文盲≤17 分，小学程度≤20 分，中学程度（包括中专）≤22 分，中学文化以上程度（包括大专）≤24 分。

4. MMSE 量表的缺点

（1）文化教育程度的影响：MMSE 项目内容容易受到受试者受教育程度影响，对文化程度较高的老人有可能出现假阴性，即忽视了轻度认知损害（如 Strain 报道，MMSE 识别轻度认知失调的敏感性仅为 0.52），而对低教育及语言沟通障碍者有可能出现假阳性。

（2）MMSE 项目内容不全：①MMSE 项目内容强调语言功能，非言语项目偏少，对右半球功能失调和额叶功能障碍不够敏感。②记忆检查缺乏再认项目，命名项目过于简单。③注意（心算）、记忆、结构模仿等项目得分并不足以反映相应的认知领域表现，不能有效地绘制个体认知廓图。

（3）敏感度不高：MMSE 不能用于痴呆的鉴别诊断，作为认知功能减退的随访工具亦不够敏感（如 Clark 对 82 例 AD 患者随访 4 年，16% 的患者 MMSE 得分没有显著下降）。故深入研究认知损害往往采用多个更特异的测验工具搭配使用。MMSE 对皮质性功能紊乱比对皮质下功能紊乱更敏感。

（二）画钟试验（CDT）

CDT 可以鉴别轻度痴呆和正常老人。CDT 虽有多种评定方法，但以"0～4 分法"（0～4 Point method）简单、敏感和易行，其痴呆确诊率可达 75%。

1. 方法

要求患者画一钟表盘面，并把表示时间的数字写在正确的位置，待患者画一圆并添完数字后，再让患者画上分时针，把时间指到 11 点 10 分或 8 点 20 分。

2. 记分

①画一封闭的圆得 1 分；

②表盘的 12 个数字正确得 1 分；

③将数字安置在表盘的正确位置得 1 分；

④将指针安置在正确的位置得 1 分。

3. 结果判定

4 分为认知功能正常；3～0 分为轻、中和重度的认知功能障碍；其严重程度和 MMSE 计分一致性好，如 CDT 0 分＝MMSE 3～5 分，CDT1 分＝MMSE 14 分，CDT 2 分＝MMSE19～20 分，CDT3 分＝MMSE 23～24 分。

CDT 徒手画钟表是一复杂的行为活动，除了空间构造技巧外，尚需很多知识功能参与，涉及记忆、注意、抽象思维、设计、布局安排、运用、数字、计算、时间和空间定向概念、运作的顺序等多种认知功能。操作更简单、省时，也更易被患者所接受。而 MMSE 中测验年、月、日和简单计算的粗浅内容，常为学识和社会地位较高的患者感到受侮辱而拒绝回答和合作。

（三）简明认知评估量表（Mini Cog）

由画钟试验和三个回忆条目组合而成，用于弥补 CDT 在筛查认知障碍时敏感性和预测稳定性的不足，用于区分痴呆和非痴呆人群。见表 5－2。

表 5-2 简明认知评估量表（Mini Cog）

序号 评估内容	评估标准 得分
1. 请受试者仔细听和记住 3 个不相关的词，然后重复 2. 请受试者在一张空白纸上画出时钟的外形，标好时钟数给受试者一个时间让其在时钟上标出来 3. 请受试者说出先前所给的 3 个词	画钟试验正确：是能正确标明时钟数字位置和顺序 正确显示所给定的时间 能记住每个词给 1 分
评估建议：0 分：3 个词一个也记不住，定为痴呆 1~2 分：能记住 3 个词中的 1~2 个，画钟试验正确，认知功能正常；画钟试验不正确，认知功能受损 3 分：能记住 3 个词，不定为痴呆	

七、认知功能评估结果及临床应用

根据老人评估结果综合判定老人认知功能的状况和病因，予以相应的干预措施。对于轻度认知功能障碍者重点进行健康指导；对于中度认知功能障碍老人重点进行行为干预，对于重度认知功能障碍或晚期痴呆老人或伴有行为异常老人重点是加强照护，防治并发症，必要时多学科团队共同会诊处理。

（一）认知功能评估的结果

简易智能状态量表（MMSE）：结合文化程度，并以得分高低进行认知障碍程度分度。

1. 轻度认知功能障碍

依据不同文化程度，轻度认知功能障碍 MMSE 分值在 18~26 分之间。

2. 痴呆

不同文化程度矫正 MMSE 评分痴呆分度见表 5-3。

①轻度痴呆：MMSE 评分见表 5-3，画钟试验（CDT）3 分。

②中度痴呆：MMSE 评分见表 5-3，画钟试验（CDT）2~3 分。

③重度痴呆：MMSE 评分见表 5-3，画钟试验（CDT）0~1 分。

表 5-3 不同文化程度 MMSE 评分痴呆分度

文化程度	轻度痴呆	中度痴呆	重度痴呆
文盲	14~17 分	5~13 分	文盲≤4 分
小学文化	16~20 分	8~15 分	≤7 分
中学文化	20~22 分	11~19 分	≤10 分
中学以上	20~24 分	11~19 分	≤10 分

（二）认知功能障碍的干预措施

1. 轻度认知功能障碍老人

对轻度认知功能障碍的老人，给他们制订好作息时间，定期规律地参加康复训练、娱乐活动、适时的健康教育，让老人养成良好的生活习惯，加上药物治疗，可以减慢大脑衰老的进程。伴有原发疾病的老人，要积极治疗原发疾病。

2. 痴呆老人的护理

（1）轻度痴呆老人的护理：对于轻度痴呆的老人，制订好作息时间，除了适当予以生活照顾外，重点着力于增进其智能和改善其记忆力。如：患者经常忘记家庭住址的话，可以写字条贴在墙上，让他时常读读。一些日常生活用品放在固定的地方，反复让他们去认识。适当的参加一些娱乐活动等。

（2）中度痴呆的老人护理：对于中度痴呆的老人，同样制订好作息时间，定时规律的饮食和排泄，同时照顾好个人卫生。对于夜间不睡觉的老人，白天集中管理，可以做手操、看电视、听音乐，分散其注意力，同时配合药物治疗。

（3）重度痴呆或晚期痴呆老人护理：对晚期或重度痴呆的病人，其生活起居护理更为重要，老人可能卧床不起，应定期翻身拍背，防治褥疮发生；对言语困难或含糊的病人，需通过眼神或手势交流；对进食慢或费力的，要慢慢喂食，尽量避免呛咳或噎食，实在无法进食的，最好通过鼻饲管注食。

3. 认知障碍伴行为异常老人护理

对行为异常的老人给予特殊照顾，在取得患者充分的信任和依赖后，采取针对性功能训练和疾病晚期的照护，此期老人注意并发症的预防和控制。

4. 加强智能康复训练

（1）理解力、注意力、判断力训练：老年患者智力损害后恢复很慢，重点是促进其多用脑、勤用脑，刺激大脑的思维活动，可采用缅怀治疗及多重刺激疗法，如图片记忆训练、各种物质分类训练、数字训练、计算训练等。另外要有计划、有组织地安排他们玩麻将、打扑克、下象棋，这样既能稳定患者的情绪，使患者的理解力、判断力得到启迪，又能分散注意力，避免整天沉迷在幻觉妄想的病态中，使其住院生活过的丰富而充实。

（2）记忆力训练：强化记忆力锻炼，增加信息的刺激量，老人通过对往日的追忆激发大脑的残存功能，以此来减慢认知功能障碍的发展速度，甚至在一定程度上能使认知功能障碍的症状逐渐减轻，如可根据老人的日常表现，通过其亲属了解患者过去的喜好，熟悉的事物等展开沟通，以帮助患者勾起对过去生活的回忆。

【案例】

黄某，女，75岁。4年前无明显诱因而逐渐发生丢三落四，东西放下即忘，睡眠少，近3年忘事更加严重，出门常迷路，回不了家。近2年开始忘记原来很熟练的扎扫帚的手艺。一年来病情加重，不认识女儿，指着自己的家说是别人的。有时外出见到地上的废物如铁条、废纸等均装入衣袋中。不会穿衣，常将双手插入一个衣袖中，或将衣服反穿。不知主动进食，或只吃饭，或只吃菜，有时饭吃完了不知去盛。常呆立呆望，不言不语，待人冷淡。入院前3天无目的外出走失，被家人找回送入院。发病以来，无易怒或欣快表现，无大小便失禁。既往身体健康，无冶游史。家族中无精神病史。

【思考题】

1. 该病员主要问题是什么？
2. 根据该病人的表现，应采取哪些护理措施？
3. 如何判定 MMSE 分值评定结果？

（李华梅　熊秀红　徐善英）

第二节 老年抑郁症的评估及管理

一、老年抑郁症概述

抑郁是一种负性、不愉快的情绪体验，以情感低落、哭泣、悲伤、失望、活动能力减退，以及思维认知功能的迟缓为主要特征。抑郁症是一种以持久（至少 2 周）的情绪低落或抑郁心境为主要临床表现的精神障碍，又称情感障碍。老年抑郁症泛指存在于老年期（≥60 岁）这一特定人群的抑郁相关症候群，是由各种原因引起的一种心理障碍。包括原发性抑郁和继发性抑郁。原发性抑郁（含青年或成年期发病，老年期复发）是以持久的抑郁心境为主要临床特征，主要表现为情绪低落、焦虑、迟滞和躯体不适等，且不能归于躯体疾病和脑器质性病变；继发性抑郁（老年期）具有缓解和复发的倾向，缓解期间精神活动保持良好，一般不残留人格缺损，也无精神衰退指征，部分病例预后不良，可发展为难治性抑郁症。在临床上常见为轻度抑郁，但危害性不容忽视，如不及时诊治，会造成老人的生活质量下降、增加心身疾病（如心脑血管病）的患病风险和死亡风险等严重的后果。

老年抑郁症是老年人最常见的精神疾病之一。65 岁以上发病率为 9.7%～10%，老年门诊 15%～36%。卒中后发病率为 30%～62%，血管性痴呆为 40%～50%，癌症可达 24%。澳大利亚社区统计约为 10%～20%，1%～4% 为严重抑郁症，急诊和一般医院 25%，护理院 17%～35%。

二、老年抑郁症的诱发因素

多种因素可以导致老年抑郁症的发生，主要包括病理生理因素、社会心理因素、人格因素等。

（一）病理生理因素

老年人易患多种躯体疾病，导致体内发生相应的病理生理变化，同时老人使用的药物治疗及患病所产生的心理影响可能成为老年抑郁症的发病原因。常见疾病如高血压病、冠心病、糖尿病及癌症等，都可能继发抑郁症。还有许多患慢性病的老人，由于长期服用某些药物，也易引起抑郁症。

（二）社会心理因素

抑郁症的出现与老年期的各种丧失有较大的关系，这些丧失包括工作的丧失、收入的减少、亲友的离世、人际交往的缺乏等。

1. 角色转变

老年人退休后由于角色转变而在心理上常常出现不适应，如职业生涯的结束、生活节奏放慢、经济收入减少等，巨大的心理落差会使有些老人产生失落感，进而导致情绪低落。

2. 交际障碍

老年人退休后交往圈子变窄，人际互动减少，缺乏情感支持，也是导致老年抑郁的常见病因。

3. 亲友离世

亲友离世也是导致老年人抑郁症的重要原因，特别是配偶的去世往往对老年人形成较大的精神创伤，容易诱发抑郁症。

（三）遗传背景与人格因素

现在研究普遍认为，老年抑郁症是在一定遗传背景下，由外部刺激诱发神经环路改变或导致失调引起，但最终机制并未完全清楚。抑郁症患者家庭成员的患病率远远高于一般人群，其子女的发病率也高，说明此病与遗传因素也有一定关系。

老年抑郁症的发生与个人的人格因素也很有关系。一般来说，素来性格比较开朗、直爽、热情的人，患病率较低，而性格过于内向或平时过于好强的人易患抑郁症。

三、老年抑郁症的临床表现

老年抑郁症早期主要表现为神经衰弱；后期则主要因抑郁心境而表现出情感低落、思维迟缓、意志消沉等症状。

（一）抑郁心境

情绪低落、兴趣缺乏、乐趣丧失是抑郁发作的核心症状。重度抑郁障碍的老年人，其心境抑郁状态突出地表现为晨重夜轻。

（二）思维迟缓和妄想症状

老年抑郁症主要表现为主动言语减少，语速减慢，反应迟钝，部分病人可出现妄想症状，大约有15%的病人抑郁比较严重，可以出现妄想或幻觉。激越性抑郁症最常见于老年人，表现为焦虑恐惧，终日担心自己和家庭将遭遇不幸，即将大祸临头，常常搓手顿足，坐卧不安，惶惶不可终日，严重者还表现为夜晚失眠。

（三）抑郁性木僵

老年抑郁症病人常表现为行为阻滞，通常以随意运动缺乏和缓慢为特点，主要表现为肢体活动减少，面部表情减少、思维迟缓、内容贫乏、言语阻滞等。

（四）躯体症状

老年抑郁症病人大多数以躯体症状作为主要表现形式。常见的躯体症状有睡眠障碍、食欲下降、胃肠道不适、心血管症状等。隐匿性抑郁症常见于老年人，躯体症状较突出，查不出相应的阳性体征，服用抗抑郁药可缓解、消失。

（五）自杀观念和行为

自杀是抑郁症最危险的发展趋势。抑郁症病人由于情绪低落、悲观厌世，严重时很容易产生自杀念头。

四、老年抑郁症的后果

对老年期抑郁患者，目前尚缺乏权威的关于精神、心理方面的研究，加之表现不典型或碍于面子观念，老年期抑郁症患者很少主动就医，极容易被忽视，多数老人被发现时已经是中晚期。

老年抑郁症常伴发较多躯体症状如严重失眠、便秘，食欲大减甚至完全不思饮食，有的还出现腹胀、血压升高、心率加快等症状。患有心血管疾病的老人一旦合并抑郁症，导致原有心血管疾病治疗效果减弱，表现不典型和导致心律失常的加重，使老人生活质量下降，医疗费用支出大幅增加。同时，患有抑郁症的老人自杀倾向较普通老人明显增加，给家属及社会带来较大压力。

五、老年抑郁症评估的目的及意义

老年抑郁症通常表现不典型，与躯体疾病容易相混淆。借助量表可对老年抑郁症进行筛查、评估和监测、治疗。从而有助于早期发现老年期抑郁症，及早进行干预和积极治疗，降低风险，提高老人的生活质量。也可以为亚健康人群提供疾病预警，预防或减少老年抑郁症的发生，提高其生命质量。

六、老年抑郁症评估工具及使用方法

抑郁评估量表可作为病人心理和行为的评估工具，分为他评量表和自评量表。他评量表一般由医护工作者完成，自评量表由患者完成。他评量表中最为常用、最经典的是汉密尔顿抑郁评估量表（HAMD 或 HDRS），最适用于了解病人的生理症状，一般由医生进行评估。

（一）老年抑郁评估量表（GDS）

Brink 等人在 1982 年创制老年抑郁评估量表（GDS），作为老年人专用的抑郁筛查表。由于老年人躯体主诉多，所以许多老人其躯体主诉在这个年龄阶段属于正常范围，却被误诊为抑郁症。设计 GDS 是为了更敏感地检查老年抑郁患者所特有的躯体症状。另外，其"是"与"否"的定式回答较其他分级量表也更容易掌握。其早期老年抑郁评估量表（GDS-30）30 个条目代表了老年抑郁评估的核心，后为了简化及方便使用，陆续出现了 15 个条目的老年抑郁评估量表（GDS-15）和 5 个条目的老年抑郁评估量表（GDS-5）。评估方法是使用以下表格，让患者选择最切合他最近一周来的感受的答案，在每题后答"是"或"否"。

1. 老年抑郁评估量表（GDS-30）

（1）老年抑郁评估量表（GDS-30）的内容见表 5-4。

表 5-4　老年抑郁评估量表（GDS-30）

姓名（　　　）性别（　　　） 出生日期（　　　　） 职业（　　　）文化程度（　　　　）

序号	选择最切合您最近一周来的感受的答案	是	否
1	你对生活基本上满意吗？	0	1
2	你是否已经放弃了许多活动和兴趣？	1	0
3	你是否觉得生活空虚？	1	0
4	你是否常感到厌倦？	1	0
5	你觉得未来有希望吗？	0	1
6	你是否因为脑子里有一些想法摆脱不掉而烦恼？	1	0

续表

序号	选择最切合您最近一周来的感受的答案	是	否
7	你是否大部分时间精力充沛？	0	1
8	你是否害怕会有不幸的事落到你头上？	1	0
9	你是否大部分时间感到幸福？	0	1
10	你是否常感到孤立无援？	1	0
11	你是否经常坐立不安，心烦意乱？	1	0
12	你是否希望待在家里而不愿意去做些新鲜事？	1	0
13	你是否常常担心将来？	1	0
14	你是否觉得记忆力比以前差？	1	0
15	你觉得现在生活很惬意？	0	1
16	你是否常感到心情沉重、郁闷？	1	0
17	你是否觉得像现在这样生活毫无意义？	1	0
18	你是否常为过去的事忧愁？	1	0
19	你觉得生活很令人兴奋吗？	0	1
20	你开始一件新的工作困难吗？	1	0
21	你觉得生活充满活力吗？	0	1
22	你是否觉得你的处境毫无希望？	1	0
23	你是否觉得大多数人比你强得多？	1	0
24	你是否常为些小事伤心？	1	0
25	你是否常觉得想哭？	1	0
26	你集中精力困难吗？	1	0
27	你早晨起来很快活吗？	0	1
28	你希望避开聚会吗？	1	0
29	你做决定很容易吗？	0	1
30	你的头脑像往常一样清晰吗？	0	1

（2）老年抑郁评估量表（GDS-30）的结果评定

①30 个条目中的 10 条（1，5，7，9，15，19，21，27，29，30）用反序计分（回答"否"表示抑郁存在），20 条（2，3，4，6，8，10，11，12，13，14，16，17，18，20，22，23，24，25，26，28）用正序计分（回答"是"表示抑郁存在）。

②每项表示抑郁的回答得 1 分。Brink 建议按不同的研究目的（要求灵敏度还是特异性）用 9~14 分作为存在抑郁的界限分。

③一般地讲，在最高分 30 分中得 0~9 分可视为正常范围，即无抑郁症，10~20 分显示轻度抑郁，而 21~30 分为中重度抑郁。

2. 老年抑郁评估量表（GDS-15）

（1）老年抑郁评估量表（GDS-15）的内容见表5-5。

表5-5　老年抑郁评估量表（GDS-15）

姓名（　　　）性别（　　）出生日期（　　　　）职业（　　）文化程度（　　　　）

序号	选择最切合您最近一周来的感受的答案	是	否
1	您对生活基本上满意吗？	0	1
2	您是否常感到厌烦？	1	0
3	您是否常常感到无论做什么都没有用？	1	0
4	您是否比较喜欢在家里而较不喜欢外出及不喜欢做新的事情？	1	0
5	您是否感到您现在生活得没有价值？	1	0
6	您是否减少很多活动和嗜好？	1	0
7	您是否觉得您的生活很空虚？	1	0
8	您是否大部分时间精神都很好？	0	1
9	您是否害怕将有不幸的事情发生在您身上？	1	0
10	您是否大部分时间都感到快乐？	0	1
11	您是否觉得您比大多数人有较多记忆的问题？	1	0
12	您是否觉得"现在还能活着"是很好的事情？	0	1
13	您是否觉得精力充沛？	0	1
14	您是否觉得您现在的情况是没有希望？	1	0
15	您是否觉得大部分人都比您幸福	1	0

（2）老年抑郁评估量表（GDS-15）的结果评定

①15个条目中的5条（1，8，10，12，13）用反序计分（回答"否"表示抑郁存在），10条（2，3，4，5，6，7，9，11，14，15）用正序计（回答"是"表示抑郁存在）。

②每项表示抑郁的回答得1分。Brink建议按不同的研究目的（要求灵敏度还是特异性）用5～9分作为存在抑郁的界限分。

③一般地讲，在最高分15分中得1～4分可视为正常范围，即无抑郁症，5～9分可能患有抑郁症，≥10分为抑郁症，再结合临床表现及进一步检测汉密尔顿抑郁评估量表指导分度。另一简便判定方法1～5条得分≥2分异常，可进一步检测。

3. 老年抑郁评估量表（GDS-5）

（1）老年抑郁评估量表（GDS-5）的内容见表5-6。

表 5-6　老年抑郁评估量表（GDS-5）

姓名（　　）　　性别（　　）　　出生日期（　　）　　职业（　　）　　文化程度（　　）

序号	选择最切合您最近一周来的感受的答案	是	否
1	您对生活基本上满意吗？	0	1
2	您是否常感到厌烦？	1	0
3	您是否常常感到无论做什么，都没有用？	1	0
4	您是否比较喜欢在家里而较不喜欢外出及不喜欢做新的事情？	1	0
5	您是否感到您现在生活得没有价值？	1	0

（2）老年抑郁评估量表（GDS-5）的结果评定

结果评定：≤1 分：正常；≥2 分：抑郁情形。

七、老年抑郁症评估结果及临床应用

（一）老年抑郁症评估结果

以老年抑郁评估量表（GDS-30）评估结果为例，主要分为正常状态、轻度抑郁、中重度抑郁三种情形。

（1）正常状态：对评定结果正常的老人主要是随访，定期评估。

（2）轻度抑郁：对评定结果为轻度抑郁的老人要结合临床表现进行不同的处置。多数轻度抑郁老人以头痛、失眠、食欲减退为主要表现。需要进一步用汉密尔顿抑郁评估量表指导评估。

（3）中重度抑郁：中度表现为情绪低落、心境恶劣、缺乏兴趣和精力减退、精神运动性阻滞、明显的焦虑和激越、记忆力下降。如老人有悲观厌世、绝望、幻觉妄想、食欲不振、功能减退、并伴有严重的自杀企图，甚至自杀行为属于重度抑郁，此时应积极专科治疗。中重度抑郁都应进一步用汉密尔顿抑郁评估量表指导评估。中度抑郁每半年重新评估一次，重度抑郁每季度评估一次。

（二）老年抑郁症的干预措施

1. 积极心理干预

对抑郁老人要建立家属、工作人员、患者之间的信息交流，注意了解患者的社会心理状况并给予适当干预，如安慰、鼓励、劝解、疏导。对老人家属，要鼓励子女与父母同住，引导子女对父母既要在生活上多照顾，又要在精神上多关心，提倡精神赡养。

2. 高度的安全意识

对抑郁老人，要密切观察病情变化，有自杀动机和行为的患者，应深入了解患者的心理状况，耐心倾听、诱导患者述说心中的矛盾，说出自杀的意图，以宣泄情绪，防患于未然，对暴露出轻生念头的要有的放矢地调节，同时对家属强调安全、避免患者独处，挪走或藏好危险物品（如刀、剪、绳索、腰带、长鞋带、玻璃制品、药品）；对于拒绝进食的患者，可适当静脉补充液体，以保证能量供给；保护和给予患者关爱，消除患者悲观厌世情绪，唤起患者对生活的信心和勇气，珍惜生命。

3. 关注老人药物应用状况

老年人常常多病共存，使用多种药物，对抑郁老人要注意药物的合理应用。对使用抑郁药物的老人，要注意观察药效和不良反应。

4. 加强与社会互动

对老年人群，尤其是退休后不再工作的有抑郁倾向的老人，要鼓励老人不脱离社会，培养兴趣爱好。同时要引导老年人面对现实，合理安排生活，多与社会保持密切联系，坚持学习，积极参加力所能及的身体锻炼和劳动（如老年舞蹈团、老年大学、旅游团、下棋等）。

【案例】

患者男，64 岁，四个月前老伴因病去世，儿女均已结婚，自己独居，平时对老伴依赖性较强，性格孤僻、内向，交往差。近三个月来渐出现失眠、食欲下降、周身不适，有时表现为腰痛、后背痛、有时前胸或后背出现发冷或发热的感觉，有时感觉腹胀、胃区不适，曾先后到多家综合性医院反复检查，均未发现明显异常，经人介绍来我院就诊。病人来本院就诊时情绪非常低落，自述："得了怪病，看了这么多家医院也看不好，打一针让我死了算了"，"儿女都那么忙，自己不但帮不了他们，还连累了他们……"

【思考题】

1. 该病员主要问题是什么？
2. 老年抑郁症的评估目的？
3. 老年抑郁症的临床表现有哪些？

（鄢　臻　李华梅）

第三节　老年谵妄的评估及管理

一、老年谵妄概述

谵妄（Delirium）是由多种器质性原因引起的急性、暂时性脑功能紊乱。美国《精神疾病诊断与统计手册（第四版）》（Diagnostic and Statistical Manual of Mental Disorders－Ⅳ，DSM－Ⅳ）定义为：谵妄是急性发作的意识混乱，伴注意力不集中，思维混乱、不连贯，以及感知功能异常。以定向力障碍、幻觉、焦虑、言语散乱、烦躁不安及妄想为主要临床表现；有日轻夜重的波动特点，常被称之为"日落现象"，是需要临床紧急处理的一种综合征。有资料显示，在综合医院中，大概有 20%～36% 的老年病人发生过谵妄。而在精神科医院，大概有 40%～60% 的住院老年人曾经发生过谵妄。老年患者中，谵妄是一种十分常见的症状，但是大部分的谵妄并没有被我们识别出来。其最常发病的临床科室，除精神科外，还有 ICU、手术性科室和内科病房。据统计，入住医院的老年谵妄病例中有 18% 发生死亡。

二、老年谵妄的病因及危险因素

涉及全身各系统疾病的因素都可能导致谵妄，谵妄是最能体现老年患者病情复杂的一种老年综合征。躯体疾病、精神因素、医疗因素和心理社会因素是谵妄常见的四大类病因，其中最常见的危险因素是患者存在认知功能障碍。

（一）躯体疾病

躯体疾病是谵妄发作的必要条件，而几乎所有的躯体疾病都可能引起谵妄。在老年人中，常见的原因有：

1. 颅内病变和神经精神疾病

颅内出血或梗死、肿瘤、脑血管瘤、颅内感染、颅脑外伤、正常压力脑积水、癫痫、帕金森病等。

2. 全身性疾病

感染、缺氧，水、电解质紊乱、酸碱失衡、心脏疾病、肺部疾病、肝脏疾病、内分泌疾病、代谢疾病、尿潴留，便秘等都可能与谵妄有关。此外，维生素 B1、维生素 B12 缺乏，骨折（尤其是髋骨和长骨骨折）也可以诱发谵妄。

3. 感官受损

一定量的感觉刺激对于保持机体的定向及对环境刺激的反应是必要的，如果环境信息的数量及质量削弱，亦会引起谵妄。听力、视力的下降，房间光线不足也可能诱发谵妄。

（二）精神因素

睡眠剥夺和认知障碍（如痴呆）与谵妄关系密切。对 ICU 的谵妄患者的研究发现，情绪紧张、焦虑也是谵妄的危险因素。此外，丧偶寡居、环境的改变（如搬家、住院）、家庭破裂也是使老年人成为谵妄易患人群的因素。

（三）医疗因素

1. 手术

随着人口老龄化，老年手术患者数量不断增加，手术相关性谵妄是一种特殊类型的谵妄，关于这方面研究较多。

（1）术前危险因素：术前的各种躯体疾病尤其是高血压和糖尿病是术后谵妄的危险因素。既往有精神、心理病史和 ASA（美国麻醉师协会）评级不佳者，以及术前长期使用苯二氮卓类药物可增加术后意识障碍的发生率。

（2）术中危险因素：常见术中危险因素有以下几类：①麻醉方式；②手术类型；③手术时间。

（3）术后危险因素：常见术后危险因素有以下几方面：①疼痛；②低氧血症；③其他因素：如术后并发症术后尿潴留等。术后尿潴留的发生率在 1%～50%，尿潴留以及排尿障碍、便秘也易诱发谵妄。

2. 药物因素

与多病共存相应的，很多老年人存在多药共用的情况。这样也使得患者出现药物不良反应的可能性增加，包括谵妄。可能诱发谵妄的药物和物质有以下几类：①苯二氮卓类药物；②巴比妥类药物；③酒精；④抗抑郁剂；⑤抗胆碱能药物；⑥阿片类药物；⑦抗精神类药物如氯氮平；⑧抗惊厥药物；⑨治疗帕金森病的药物；⑩其他药物如 H2 受体阻滞剂、其他水合氯醛、利尿剂、激素等。

（四）社会心理因素

社会心理因素的应激也会导致谵妄出现，在老年人当中更为多见。比如亲人伤亡，迁移到新的家庭环境，或者是遇到了自然灾害等。谵妄有很多的病因和诱发因素，但很难说清哪一个原因直接导致了病人出现谵妄，而更多的是综合性的因素。有资料显示，谵妄患者出现谵妄的原因大概平均一个病人有 10～14 种，所以有时会看到患者的各项指标都是处于正常的，但是都是正常下线。另外有一些应激因素，综合起来可出现 1+1 大于 2 的效果，会导致病人出现谵妄。所以，谵妄的病因其实更多的是一个综合的因素。

一项研究对 60 岁及以上 ICU 患者的谵妄因素进行了调查。多因素分析发现认知功能障碍（OR=6.3；CI：2.89～13.74），苯二氮卓类药物的使用（OR=3.4；95％CI：1.6～7.0）；视力障碍（OR=1.70；CI：1.01～2.85）；血肌酐升高（OR=2.1；95％CI：1.1～4.0），血 pH 值降低（OR=2.1；95％CI＝1.1～3.9）都与谵妄的发生有关。

三、老年谵妄的临床表现

老年谵妄起病急（数分钟之内突然出现意识障碍）、症状反复波动、大多病程短暂发病率高（15％～70％）。依据临床心理动力学表现，谵妄可以分为四种类型，见表 5-7。

表 5-7　谵妄的临床表现类型

临床类型	所占比例	临床表现
亢进型	25％	过度警觉或兴奋、易激惹
抑制型	25％	警觉度下降或嗜睡
混合型	35％	亢进与抑制交替
正常型	15％	心理动力学正常

老年谵妄主要表现为：

（一）程度不同的意识障碍和注意力受损

谵妄的基本症状之一是意识改变。谵妄的意识混乱常表现为激越、兴奋、冲动、伤人、毁物、自伤等有攻击性意识状态过度增强的表现，也可表现为嗜睡、淡漠、浅昏迷等意识状态降低的表现。另一个基本症状是患者出现思维混乱、对话不切题。注意力不集中是谵妄的核心症状，与患者沟通时需要多次重复同一问题。

（二）全面的认知损害

谵妄发生时伴有认知功能的下降，主要包括：①错觉或幻觉（多为幻视）；②思维不连贯或抽象思维和理解力受损，可有妄想；③即刻记忆和近记忆受损，远记忆相对完整；④时间定向障碍，严重时也有地点和人物定向障碍。以上损害中至少有 3 项。

（三）精神运动性障碍

谵妄发生时常常伴有精神运动性障碍，主要表现为：①不可预测地从活动减少迅速转到活动过多；②反应时间延长；③语速增快或减慢；④惊跳反应增强。以上损害中至少有

1项。

（四）情感障碍

谵妄发生时常常伴有抑郁、焦虑、易激惹、恐惧、欣快、淡漠、困惑等情感障碍。

（五）睡眠－觉醒周期紊乱

部分谵妄患者有睡眠－觉醒周期改变，表现为昼轻夜重、意识障碍、白天昏睡、夜间兴奋等。

四、老年谵妄的后果

谵妄是老年人群常见且严重的问题。临床医护人员对谵妄的认知率和诊断率低，尤其轻度谵妄病例漏诊率在 $65\%\sim80\%$ 以上。谵妄会延长老人住院时间，增加再入院率和死亡率。国外一项报告显示，谵妄组的老人入住护理院是对照组的 3 倍，认知障碍发生率是对照组的 7 倍，还明显增加死亡率。谵妄还会给社会及家人带来巨大的经济负担。2011年美国统计数据显示，谵妄所导致的住院费用每年超过 1640 亿美元。

五、老年谵妄评估的目的及意义

谵妄作为一种复杂的急性脑功能异常，诊断标准比较复杂。老年谵妄评估的目的是明确老人是否存在谵妄、确定可能病因以及排除危及生命的情况，依据评估结果针对谵妄的病因、诱因、症状及时处置，有利于积极救治老人，挽救生命，避免伤害，降低并发症。

六、老年谵妄的评估工具及使用方法

为了快速识别谵妄，提高谵妄诊断的及时性和准确性，在临床工作中，常常使用一些量表进行筛查及评估，以协助明确是否存在谵妄，或者评价谵妄严重程度和疗效。常用评估量表有：MMSE、SPMSQ、CDT、Mini Cog、国际通用的谵妄评定方法（the confusion assessment method，CAM）和谵妄评定方法中文修订版（CAM Chinese Rversion，CAM-CR）、谵妄分级评定量表（DRS-R-98）等。

（一）认知功能的评估

常用认知功能评估量表有 MMSE、CDT、Mini Cog 等，详见本书第五章第一节老年认知功能的评估及管理。

（二）谵妄评定方法（CAM）

谵妄评定方法（CAM）是目前使用最广泛最有效的筛查工具，调查量表前，必须对患者进行认知功能和注意力评估。CAM 快速筛查量表包括 4 点，见表5-8。

表5-8　CAM快速筛查量表

特征 1. 精神状态的急性改变
患者的精神状态是否较基础水平发生急性变化？
特征 2. 注意力不集中
患者的注意力是否不易集中？例如易转移注意力或很难与他进行交流？

续表

这种异常在一天中是否有波动？	
特征 3. 思维混乱	
患者的思维是否混乱或不连贯（对话不切题、意思不明确、语无伦次或突然转移话题）？	
这种异常在一天中是否有波动？	
特征 4. 意识状态的改变	
患者的神智是否正常？分为清晰、过分警觉、嗜睡（易叫醒）、昏睡（不易叫醒）、昏迷（不能叫醒）	
这种异常在一天中是否有波动？	

以上 4 条标准是筛查是否存在谵妄的量表。诊断要求必须满足急性发作、注意力不集中这两条，并且至少满足思维混乱、意识状态改变其中的 1 条或 2 条。

对注意力的检测，可采用表 5-9 测试方法。见表 5-9。

表 5-9　常用的注意力测试方法

数字广度——顺背或倒背数字，正背 5 个或倒背 4 个为正常
正数以及倒数星期一到星期天，1 月到 12 月
听到某个字母举手
给患者看图片，要求患者记忆并且回忆
100 减 7

（三）谵妄评定方法中文修订版（CAM Chinese Rversion，CAM-CR）

谵妄评定方法中文修订版（CAM-CR）是根据我国临床实际特点和情况，在 CAM 基础上，设立详细的评分定义，建立等级评定方法，设置有详细定量评分标准的 CAM-CR，见表 5-10。

表 5-10　谵妄评定方法中文修订版（CAM Chinese Rversion，CAM-CR）

科室：　　　床号：　　　姓名：　　　　性别：　　　　住院号：

评估内容	评分（分）	评估日期	分值
1. 急性起病：（判断从前驱期到疾病发展期的时间）病人的精神状况有急性变化的证据吗？	□1 分=不存在		
	□2 分=较轻：三天至一周		
	□3 分=中度：一天至三天		
	□4 分=严重：一天之内		
2. 注意障碍：（请患者按顺序说出 21 到 1 之间的所有单数）患者的注意力难以集中吗？例如，容易注意涣散或难以交流吗？	□1 分=不存在		
	□2 分=轻度：1—2 个错误		
	□3 分=中度：3—4 个错误		
	□4 分=严重：5 个或 5 个以上的错误		

评估内容	评分（分）	评估日期	分值
3. 思维混乱患者的思维是凌乱或不连贯的吗？例如，谈话主题散漫或不中肯，思维不清晰或不合逻辑，或从一个话题突然转到另一话题？	□1 分＝不存在		
	□2 分＝轻度：偶尔短暂的言语模糊或不可理解，但尚能顺利交谈		
	□3 分＝中度：经常短暂的言语不可理解，对交谈有明显的影响		
	□4 分＝严重：大多数的时间言语不可理解，难以进行有效的交谈		
4. 意识水平的改变总体上看，您是如何评估该患者的意识水平？	□1 分＝不存在：机敏（正常）		
	□2 分＝轻度：警觉（对环境刺激高度警惕、过度敏感）		
	□3 分＝中度：嗜睡（瞌睡，但易于唤醒）或昏睡（难以唤醒）		
	□4 分＝严重：昏迷（不能唤醒）		
5. 定向障碍在会面的任何时间患者存在定向障碍？例如，他认为自己是在其他地方而不是在医院，使用错的床位，或错误地判断一天的时间或错误地判断以 MMSE 为基础的有关时间或空间定向？	□1 分＝不存在		
	□2 分＝轻度：偶尔短暂地存在时间或地点的定向错误（接近正确），但可自行纠正		
	□3 分＝中度：经常存在时间或地点的定向的错误，但自我定向好		
6. 记忆力减退：（以回忆 MMSE 中的三个词的为主）在面谈时患者表现出记忆方面的问题吗？例如，不能回忆医院里发生的事情，或难以回忆指令（包括回忆 MMSE 中的三个词）？	□1 分＝不存在		
	□2 分＝轻度：有一个词不能回忆或回忆错误		
	□3 分＝中度：有两个词不能回忆或回忆错误		
7. 知觉障碍患者有知觉障碍的证据吗？例如，幻觉、错觉或对事物的曲解（如，当某一东西未移动，而患者认为它在移动）？	□1 分＝不存在		
	□2 分＝轻度：只存在幻听		
	□3 分＝中度：存在幻视，有或没有幻听		
8. 精神运动性兴奋：面谈时，患者有行为活动不正常的增加吗？例如坐立不安，轻敲手指或突然变换位置？	□1 分＝不存在		
	□2 分＝轻度：偶有坐立不安，焦虑、轻敲手指及抖动		
	□3 分＝中度：反复无目的地走动、激越明显		
	□4 分＝严重：行为杂乱无章，需要约束		
9. 精神运动性迟缓：面谈时，患者有运动行为水平的异常减少吗？例如，常懒散，缓慢进入某一空间、停留某一位置时间过长或移动很慢？	□1 分＝不存在		
	□2 分＝轻度：偶尔地比先前的活动、行为及动作缓慢		
	□3 分＝中度：经常保持一种姿势		
	□4 分＝严重：木僵状态		

评估内容	评分（分）		评估日期	分值
10. 波动性：患者的精神状况（注意力、思维、定向、记忆力）在面谈前或面谈中有波动吗？	□1 分＝不存在			
	□2 分＝轻度：一天之中偶尔地波动			
	□3 分＝中度：症状在夜间加重			
	□4 分＝严重：症状在一天中剧烈波动			
11. 睡眠—觉醒周期的改变：（患者日间过度睡眠而夜间失眠）患者有睡眠—觉醒周期紊乱的证据吗？例如日间过度睡眠而夜间失眠？	□1 分＝不存在			
	□2 分＝轻度：日间偶有瞌睡，且夜间时睡时醒			
	□3 分＝中度：日间经常瞌睡，且夜间时睡时醒或不能入睡			
	□4 分＝严重：日间经常昏睡而影响交谈，且夜间不能入睡			
总分：44 分 ； 得分：	判定程度：			
评估者签名：	护士长签名：			

注：1.19 分以下提示该患者没有谵妄；

2.20～22 分提示该患者可疑有谵妄；

3.22 分以上提示该患者有谵妄

（四）谵妄评定分级量表－－98 修订版（DRS－R－98 SCORESHEET）

谵妄评定分级量表－－98 修订版（Delirum Rating Scale，DRS－R－98）是谵妄评定量表的修订版，该表不仅可用于谵妄的诊断和鉴别诊断，还可用于动态观察和评价谵妄的严重程度。可用于初次评定和再次评定。总分代表谵妄症状的严重程度。该表共有 15 个条目，敏感性、特异性均高，但稍显复杂。见表 5－11。

表 5－11　谵妄评定分级量表－98 修订版评分表

症状严重程度项目	项目得分	选择信息
1 睡眠—觉醒周期紊乱	0 1 2 3	打盹　仅有夜间睡眠障碍　日夜颠倒
2 感知障碍（幻觉）	0 1 2 3	错觉和幻觉的类型： 听觉　视觉　嗅觉　触觉 错觉和幻觉的形式： 简单　　　复杂
3 妄想	0 1 2 3	妄想的形式：被害　其他 性质：　　　结构松散　系统
4 情绪不稳定	0 1 2 3	类型：　愤怒　焦虑　烦躁 情绪高涨　　易激惹
5 言语功能异常	0 1 2 3	因插管、缄默或其他无法检查　是 否
6 思维过程异常	0 1 2 3	因插管、缄默或其他无法检查　是 否
7 精神运动性激越	0 1 2 3	因受到限制无法检查　　　　　是 否 限制类型：

症状严重程度项目	项目得分	选择信息
8 精神运动性迟滞	0 1 2 3	因受到限制无法检查　　　　是 否 限制类型：
9 定向障碍	0 1 2 3	时间： 地点： 人物：
10 注意力缺陷	0 1 2 3	
11 短时记忆缺陷	0 1 2 3	测定的编号： 提示的类型：
12 长时记忆缺陷	0 1 2 3	提示的类型：
13 视觉空间能力受损	0 1 2 3	无法运用双手
14 症状的发生时间	0 1 2 3	症状是否出现在其他精神疾病上 是 否
15 症状严重程度的波动性	0 1 2	症状是否只出现在夜晚　是 否

注：计分，无，1分；轻度，2分；中度，3分；严重，4分

七、老年谵妄评估的结果及临床应用

老年谵妄评估的最终目的是为了治疗及避免谵妄复发。对谵妄的预防要求是纠正诱因、针对危险因素，并强调多学科团队干预的非药物性预防方法。依据评估结果，采取相应的预防措施。这里主要以 CAM－CR 来阐述谵妄的评估结果及临床应用。

（一）CAM－CR 的评估结果

CAM－CR 评估结果有以下三种情况。

1. 无谵妄

CAM－CR 评估结果 19 分以下，患者没有谵妄。

2. 可疑谵妄

CAM－CR 评估结果 20~22 分，患者有可疑谵妄。

3. 谵妄

CAM－CR 评估结果 22 分以上，提示患者有谵妄。

（二）CAM－CR 的评估结果的临床应用

1. 无谵妄

对于没有谵妄的老人，按常规护理措施进行，寻找潜在导致谵妄的危险因素进行干预，避免谵妄的发生。

2. 可疑谵妄

对可疑谵妄老人，应每天进行谵妄的评定或复测，及时了解老人是否发生谵妄，同时加强医疗及护理。纠正积极治疗原发疾病，并及时纠正可能导致谵妄发生的潜在危险因素，避免谵妄的发生

3. 谵妄

对谵妄老人的护理目标是使谵妄症状减轻或消失，受损功能恢复；生活基本需要得到

满足；有效沟通；不发生自伤伤人。因此对谵妄老人的护理是临床应用的重点。要做好谵妄老人的护理，需要从以下几方面着手。

（1）做好护理评估及护理诊断：护理评估主要包括：既往脑器质性病变、躯体疾患、用药情况；了解意识障碍的程度、自我照顾能力以及辅助检查脑电图、谵妄量表评估结果等。谵妄老人的护理诊断主要包括：思维过程紊乱；自理缺陷；语言沟通障碍以及潜在性暴力行为。

（2）谵妄老人的护理要点：①生活与安全护理：做好谵妄老人的环境、睡眠、大小便、个人卫生、安全管理；②心理护理：加强心理护理，稳定老人情绪、减少噪音、建立治疗性支持关系、促进认知功能恢复；③病情观察：对谵妄老人要重点观察老人的意识、认知、精神运动、睡眠及用药情况。

（3）具体护理措施

①减轻疼痛：疼痛可致谵妄发生；正确评估疼痛程度；减少或消除疼痛刺激源；合理应用镇痛药物；运用暗示疗法、音乐疗法、交谈及给予舒适体位等非药物镇痛法。

②加强心理护理及减少应激：与老人沟通交流时语言清晰简短，态度和蔼，与病人保持适当的目光接触，耐心倾听，适当运用非语言沟通的方式，不要探寻老人的隐私。指导老人家属给予老人情感上的关心和支持。在沟通中注意掌握沟通技巧；建立与老人相互信任的护患关系；操作前做好充分的解释，取得患者配合；减轻患者焦虑和恐惧。

③环境舒适：保持室内合适的温度和湿度；为患者提供舒适的卧位；保持呼吸道的通畅；及时拔除尿管、胃管，减少对患者的刺激；合理使用约束带，保证患者安全。

④加强基础护理：做好口腔护理，患者每天保证一定的饮水量，并经常予温开水棉球做口腔护理，保持患者口腔的清洁、舒适，避免口腔感染；做好预防泌尿道感染的护理，鼓励患者多饮水，大小便失禁者及时予擦洗，保持外阴清洁、干燥。对有导尿管者，应注意以下几点：避免导尿管受压、扭曲；保持尿道口清洁，每天外阴护理至少2次，每日更换集尿袋；集尿袋及引流位置应低于耻骨联合，防逆行感染；保证睡眠（有计划地关上所有的门；最大限度地降低各种监护仪的报警声音；夜间尽量协调和减少护理操作；做到四轻；减少使用电话、对讲机、电视和收音机；在夜间不能用直接灯光照射；夜间合理使用镇静药，改善睡眠）。

⑤促进感知：白天保持室内足够的光线，夜间关灯；病房内放置钟表，使患者有时间观念；对于有视听缺损的患者，指导患者使用辅助器材（如眼镜，助听器）；对于气管插管或气管切开的患者，可使用写字、图片等方法，了解患者的需要。

⑥用药及药物监测：观察老人药物副作用及病情是否得到缓解。苯二氮卓类药物本身可以引起患者出现躁动等精神症状，肝肾功能低下者慎用；氟哌啶醇（对呼吸没有抑制作用）大量使用引起低血压、恶性心律失常等不良反应。

⑦弹性探视：提高家属对医院满意度；促进患者、家属、医护人员的和谐，疾病的恢复；满足病人情感和精神上的需要，促进病人身心两方面康复起到很大的作用，体现了优质化服务理念。

⑧积极支持及预防并发症：积极配合医生治疗原发病。遵医嘱静脉输液及药物等治疗，以补充液体，维持水电解质、酸碱平衡及减轻症状。在治疗中要注意患者的安全，防止自行拔除气管插管、中心静脉导管、引流管等；加用床档，采取适当的约束，预防患者

坠床和脱管；加强基础护理，预防压疮、深静脉血栓等并发症的发生。

⑨生活护理

A. 谵妄患者要做好饮食护理，严重时应进流质、易消化、富有维生素的饮食，并少食多餐。进食的时间不必严格限制，以满足每日所需营养量为准，对不能自行进食者，耐心予以喂食。保持大便通畅。

B. 部分谵妄患者会表现异常兴奋，常常大汗淋漓。此时，要及时为患者擦身，更换干净的衣裤与床单位，保持床单位的清洁、干燥、平整。加强晨晚间护理，每天开窗通风至少2次，减少空气中细菌密度，保持室内空气新鲜，但要注意保暖，预防呼吸道感染。

C. 对睡眠规律改变，昼夜颠倒者，应详细记录睡眠时间，对昼睡夜醒者，白天唤醒与之交谈，重建正常睡眠习惯。

D. 如患者病情允许，可适当进行娱乐活动，如听故事，画图画及做手工，以吸引其注意力和提高其兴趣，亦能产生一定的安抚作用。

【案例】

史某，男性，70岁，一个月前突发脑梗塞，因发生肺部感染来我院治疗，来院时卧床不起，右侧肢体功能丧失，留置尿管。该患者时常胡言乱语，夜间尤甚，例如说自己便秘，并指着天花板说因为下水道堵塞了，所以自己解不出大便，实际当日上午已经解过三次大便，告知劝解无效，不可理喻。

【思考题】

1. 什么是谵妄？
2. 谵妄的诱因有几大类？
3. 案例中诱发该患者发生谵妄的原因是什么？
4. 该患者护理重点有哪些？

（黄　倩　黄昶荃）

第六章　常见老年综合征的评估及管理

第一节　跌倒的评估及管理

老年人跌倒是老年人常见不良事件，老年人跌倒导致死亡率随增龄急剧上升。跌倒严重威胁着老年人的身心健康，也增加了家庭和社会的负担。老年人跌倒事件因为存在可预知的潜在危险因素，是可以通过评估和干预进行预防和控制的。

一、跌倒概述

跌倒（fall）是一种不能自我控制的意外事件，指个体突发的、不自主的、非故意的体位改变，而脚底以外的部位停留在地上或者更低的平面上。按照国际疾病分类（ICD-10）将跌倒分为两类：从一个平面至另一个（更低）平面的跌落；同一个平面的跌倒。

老年人发生跌倒率高，是老年人伤残和死亡的重要原因之一。世界卫生组织（WHO）指出，跌倒是老年人慢性致残的第三大原因。每年大约有30%的65岁以上的老年人发生过跌倒，15%发生2次以上，并伴有骨折、软组织损伤和脑部外伤等，因而导致老年人活动受限、医院就诊或死亡。在美国，老年人意外事故中有2/3由跌倒所致，每年因跌倒造成的医疗总费用超过200亿美元。在我国，跌倒是65岁以上老年人首位意外伤害，按30%的发生率估算每年将有4000多万老年人至少发生一次跌倒。

二、跌倒的危险因素

跌倒作为一种症状，不仅反映了老年人机体功能的改变，如神经、肌肉、认知等问题，还反映了可能存在的药物反应，心理-社会以及环境等问题。因此，对引起老年跌倒的危险因素进行评估时，应注意从内在因素（主体因素）、外在因素（环境因素）以及医源性因素（与医疗有关的因素）进行系统的综合分析与评估。

（一）内在危险因素及医源性因素

内在危险因素主要来源于患者本身的因素，通常不易察觉且不可逆转，需仔细询问方可获知。医源性因素常因个体内在不一致而各有差异，可通过仔细询问而减轻或避免。

1. 生理因素

（1）中枢神经系统：老年智力、肌力、肌张力、感觉、反应能力、反应时间、平衡能力、步态及协同运动能力降低，使跌倒的危险性增加。

（2）感觉系统：老年人的视力、视觉分辨率、视觉的空间/深度觉及视敏度下降；老年性传导性听力损失、老年性耳聋甚至耳垢堆积影响听力；由于社会对跌倒的认识不足，所以老年人很难听到有关跌倒危险的警告声音；老年人触觉下降，前庭功能和本体感觉退行性下降，导致老年人平衡能力下降；从而增加跌倒的危险性。

（3）步态的稳定性下降：步态的稳定性下降也是引发老年人跌倒的主要原因。老年人缓慢蹒步行走，造成步幅变短、行走不连续、脚不能抬到一个合适的高度；加之中枢控制能力下降，导致跌倒危险性增加。

（4）骨骼肌肉系统：老年人骨骼、关节、韧带及肌肉的结构、功能损害和退化是引发跌倒的常见原因。老年人骨质疏松会增加与跌倒相关的骨折发生率，尤其是跌倒导致的髋部骨折。

2. 病理因素

造成老年人跌倒的常见病理因素包括：①神经系统疾病如脑卒中、帕金森病、脊椎病、小脑疾病、前庭疾病、外周神经系统病变；②心血管疾病如直立性低血压、脑梗塞、小血管缺血性病变等；③影响视力的眼部疾病如白内障、偏直、青光眼、黄斑变性；④心理及认知因素如痴呆、抑郁症；⑤其他疾病如昏厥、眩晕、惊厥、偏瘫、足部疾病及足或脚趾的畸形等都会导致神经反射时间延长和步态紊乱；⑥感染、肺炎及其他呼吸道疾病、血氧不足、贫血、脱水以及电解质平衡紊乱会导致机体的稳定能力受损；⑦老年人泌尿系统疾病或其他伴随尿频、尿急、尿失禁等症状的疾病常使老年人入厕次数增加或发生排尿性晕厥等而增加跌倒的危险。

3. 药物因素

一些药物通过影响人的神志、精神、视觉、步态、平衡等方面而容易引起跌倒。可能引起跌倒的药物有：①精神类药物：抗抑郁药、抗焦虑药、催眠药、抗惊厥药等；②心血管药物：抗高血压药、利尿剂、血管扩张药等；③其他：降糖药、非甾体抗炎药、镇痛剂、多巴胺类药物、抗帕金森病药物等。药物因素致老年人跌倒的关联强度见表6-1。

表6-1　药物因素与老年人跌倒的关联强度

因素	关联强度
精神类药物	强
抗高血压药	弱
降糖药	弱
使用四种以上的药物	强

注：资料来源《2011年卫生部防跌倒指南》

4. 心理因素

沮丧、抑郁、焦虑、情绪不佳及其导致的社会隔离均可增加跌倒的危险。沮丧可能会削弱老年人的注意力，潜在的心理状态混乱也与沮丧相关，都会导致老年人对环境危险因素的感知和反应能力下降。另外，害怕跌倒也使行为能力降低、活动受限，影响步态和平衡能力而增加跌倒的危险。

（二）外在危险因素

外在危险因素与内在危险因素相比，外在危险因素更容易控制。

1. 环境因素

（1）室内环境因素：室内环境因素如昏暗的灯光，湿滑、不平坦的地面，障碍物，不合适的家具高度和摆放位置，楼梯台阶，卫生间没有扶栏、把手等都可能增加跌倒的危险。

（2）户外环境因素：户外环境因素如台阶和人行道缺乏修缮、雨雪天气、气温过高、拥挤等都可能引起老年人跌倒。

（3）个人环境：常见的个人环境主要是指居住环境和生活细节。例如居住环境发生改变、宽大的衣服、过长的裤子、不合适的鞋子、不适宜的行走辅助工具、家务劳动（如照顾小孩）、居住环境的安全设施、交通损伤等。

2. 社会因素

老年人的教育和收入水平、卫生保健水平、享受社会服务和卫生服务的途径、室外环境的安全设计，以及老年人是否独居、与社会的交往和联系程度等都会影响其跌倒的发生。

三、老年人跌倒的临床表现

老年人跌倒后的临床表现常见的有骨折、关节脱位、出血、疼痛、扭伤及软组织损伤等。易骨折的部位有髋部、肱骨外髁颈及桡骨远端的骨折，脊柱压缩性骨折等。因骨折断端损伤周围的血管而出现出血及血肿，疼痛、严重的可出现休克等临床表现。

四、老年人跌倒的后果

老年人跌倒除直接导致的意外伤害外，常常伴有心理、生理方面的障碍，具体表现如下：

（一）躯体器质性伤害

据有关资料显示，大约有 22%～60% 的老年人因跌倒而受伤，其中引起躯体严重器质性损伤的占 10%～15%，重度软组织损伤占 5%，以关节积血、脱位、扭伤及血肿常见；骨折占 5%，严重的髋部骨折等已成为老年人伤害的首位死因。另外跌倒所致的颅脑损伤，可直接导致死亡。老年跌倒严重威胁着老年人的身心健康、日常生活能力及独立生活能力，给社会及家庭带来沉重的负担。

（二）功能减退

老年人跌倒后因卧床或伤残肢体制动等导致肌肉萎缩、骨质疏松，甚至关节挛缩等，严重影响老年人的活动能力，甚至导致过早死亡。

（三）心理障碍

跌倒给老年人带来极大的心理创伤。约有 50% 跌倒者对再次跌倒产生惧怕心理。惧怕跌倒是老年人常见的心理问题，曾经跌倒过和从未跌倒过的老年人中都有可能存在。惧怕跌倒会造成老年人活动减少，肢体功能减退，而增加跌倒风险，因恐惧而避免活动者占跌倒的 25%。跌倒恐惧可造成老年人"跌倒－丧失信心－不敢活动－衰弱－跌倒"的恶性循环，甚至卧床不起。使老人生活质量，生存质量进行性下降。不同的研究显示惧怕跌倒在老年人中跌倒的发生率为 3%～85%。由此可见，做好评估，帮助老年人消除恐惧心理也是预防跌倒的重要措施。

（四）继发损害

老年人跌倒后由于疾病的影响、长期卧床、肌肉萎缩、骨质疏松、肢体功能障碍等因素可出现多种继发损害。常见的有压疮、吸入性肺炎、泌尿道感染、血栓性静脉炎和栓塞、便秘等，严重的导致死亡。有资料统计髋部骨折后 3 个月病死率可达 20%，很多病人即使渡过难关也将终生残疾。有统计表明老年人跌倒总病死率比无跌倒的老年人高 5 倍。

（五）经济影响

随着老年人口比例的增加，跌倒将对医疗服务体系形成严重的医疗费用压力。2000 年美国用于治疗老年人跌到损伤的费用约 190 亿美元，估计 2020 年会超过 320 亿美元。2001 年澳大利亚用于老年人跌倒的医疗支出达到 8640 万澳元，估计 2021 年将达到 1.81 亿澳元。2003 年英国 60~64 岁人群跌倒治疗费用是 30 万英镑/1 万人/年，75~79 岁人群的治疗费用增至 150 万英镑/1 万人/年。1996 年 WHO 统计年鉴中，我国 60 岁以上人群跌倒死亡率居前列，医院伤害急诊中跌倒占 41.2%，居伤害原因的第 3 位。北京市社区调查显示，跌倒发生率为 18.0%，是老年人伤害的首位死因，医疗花费每次平均 209 元。据国家民政部印发的《2013 年社会服务发展统计公报》显示，截至 2013 年底，我国 60 岁及以上老年人口 20243 万人，占总人口的 14.9%。其中，65 岁及以上人口 13161 万人，占总人口的 9.7%。按每年至少有 2000 万人发生 2500 万次跌倒，直接医疗费用在 50 亿元以上，社会代价为 160 亿~180 亿元。

五、老年跌倒评估的目的及意义

（一）评估的目的

1. 获得患者的相关信息

通过评估掌握患者既往疾病状况，以及目前的症状、体征、功能损害程度、跌倒的危险因素，同时明确患者的功能和预后相关的生活环境。

2. 制定相关计划

依据评估结果，针对不同老人制定相应的治疗、康复和护理计划。

（二）评估的意义

通过专业人员对跌倒的评估，找出高危人群并能够干预这些危险因素达到减少跌倒的发生。帮助医生、护理人员、照护者及老年人清楚地了解患者跌倒的风险级别，制定治疗、康复、护理措施。老年人可以根据评估结果，纠正不健康的生活方式和行为，规避或消除环境中的危险因素，防止跌倒的发生。通过多学科团队的共同干预，提高老年患者生活质量及生存质量，减轻家庭及社会的负担。

六、老年跌倒的评估工具及使用方法

跌倒风险评估工具用于评定老年人有无跌倒风险，人们希望通过跌倒风险的评估找出高危人群并能够干预这些危险因素达到减少跌倒的发生。提高老年人生活质量及生存质量。评估工具需由专门受过训练的人员来完成，既可用于社区老年跌倒的风险筛查，也可用于医疗机构中老年跌倒风险的评估。

Morse 跌倒评估量表是由美国宾夕法尼亚大学 Morse 教授等于 1989 年研制，并在多个国家及地区医院使用。该量表是一个专门用于预测跌倒可能性的量表，通过观察多种功能活动来评价评定对象重心主动转移的能力，对评定对象动、静态、平衡进行全面检查，是一个标准化的评定方法。该量表临床应用广泛，具有较好的信度、效度和敏感度。

（一）Morse 评定量表评定内容

Morse 评定量表包括有无跌倒史、医学诊断个数、是否使用助行器具、静脉输液/置管/使用药物治疗、步态/移动和精神状态 6 个方面内容。

（二）Morse 评定方法及评定标准

Morse 跌倒评估量表包含 6 个动作项目，将每一评定项目分为不同的分值予以记分。最高分为 30 分，最低分为 0 分。总分为 125 分。跌倒风险评估量表（Morse）见表 6-2。

表 6-2　跌倒风险评估量表（Morse）

评估内容	评分（分）	日期	日期	日期
近 3 月有无跌倒/视觉障碍	□0＝无　□25＝有			
超过 1 个医学诊断	□0＝无　□15＝有			
使用助行器具	□0＝否没有需要 □0＝完全卧床 □0＝护士扶持 □15＝使用拐杖、手杖、学步车 □30＝扶家具行走			
静脉输液/置管/使用药物治疗	□0＝无□20＝有			
步态/移动	□0＝正常、卧床、轮椅代步 □10＝乏力/≥65 岁/体位性低血压 □20＝失调及不平衡			
精神状态	□0＝了解自己能力 □15＝忘记自己限制/意识障碍/躁动不安/沟通障碍/睡眠障碍			
总分：125 分	得分：			
评估者签名：				
护士长签名：				

具体评分细则：

1. 有无跌倒史　0 分：指 3 个月内无跌倒；15 分：病人以跌倒入院或入院后发生过跌倒？如没有，近 3 个月内有无跌倒发生？

2. 医学诊断个数　0 分：一个医学诊断；15 分：超过一个医学诊断

3. 使用助行器　0 分：否没有需要，卧床，护理人员扶持；15 分：使用辅助行走工具（拐杖、手杖、助行器等）行走；30分：扶靠家具行走。

4. 静脉输液/置管/使用药物治疗　0分：无；20分：有，药物治疗（镇静剂、降压药等药物）

5. 步态/移动　0分：正常、卧床、轮椅代步；10分：乏力/≥65岁/体位性低血压；20分：失调、不平衡（双下肢残疾或功能障碍）

6. 精神状态　0分：了解自己能力；15分：忘记自己限制/意识障碍/躁动不安/沟通障碍/睡眠障碍。

（三）Morse 评定结果分析

Morse 跌倒评估量表评分结果小于25分为低危跌倒风险；25～45分为中危跌倒风险；大于45分为高危跌倒风险，高危跌倒风险的患者每月评估1次。除此外，病情变化或使用易致跌倒药物时需重新评估；老人转科后需要重新评估。

七、老年跌倒评估的结果及临床应用

目前，国际公认的伤害预防策略包括教育预防策略、环境改善策略、工程策略、强化执法策略和评估策略（即"5E"伤害预防综合策略）等五个方面，而评估策略的有效性在很多国家的应用实践中都已得到证明，它确实在减少与控制伤害发生与死亡方面发挥了重要作用。

（一）老年跌倒风险分级及干预

根据评估结果，将跌倒风险分为低危跌倒风险；中危跌倒风险；高危跌倒风险三级。再根据不同的跌倒风险制定相应的干预措施，老年跌倒风险分级及干预措施见表6-3。

表6-3　跌倒分级干预表（高级别干预包括低级别干预措施）

跌倒风险级别	干预措施
低危	提供足够的灯光，清除病房、床旁及通道障碍物，调整常用药物 保持地面清洁干燥，告知卫生间防滑措施（淋浴时有人陪伴） 降低病床的高度，增加床间距：1.0～1.5m，晨间护理时检查床脚刹车 必要时配备紧急呼叫器，并给予指导正确使用方法 指导患者渐进坐起，渐进下床的方法 将手杖等辅助设施放在触手可及的位置 需要PT评估是否需要使用助行设施 穿具有防滑功能的鞋具，不穿袜子，穿合适的衣裤 养成良好的排便习惯 使用镇静剂，睡前排尿，上好床栏，加强巡视 教患者如何安全跌倒 家属与照护者进行预防跌倒的教育
中危	教育老人及照护者，任何活动都需要旁人帮助 老人所有需要的物品必须放在触手可及的地方 提高对老人的监护级别 加强巡视

跌倒风险级别	干预措施
高危	夜间有辅助照明设施 对老人生活环境进行更高要求的改善 必要时使用助行设施 在老人活动时提供必要的帮助 家庭成员/照护者必须就老人跌倒危险因素进行讨论 不要让老人坐在没有保护措施的椅子上面以及单独停留在浴室 必须随时有人照看老人 必要时给予行为限制/束缚

(二)老人跌倒后的护理措施

1. 紧急处理措施

老年人跌倒后不要急于扶起,要进行个体化跌倒后现场处理。

(1)确认伤情:询问老人跌倒时的情况及对跌倒过程的记忆,如老人不能记起跌倒过程,提示可能为晕厥或脑血管意外等,需进行 CT、MRI 等检查确诊;询问老人跌倒时或跌倒后有无剧烈头痛或口角歪斜、言语不清、四肢无力等,提示可能为脑卒中,处置过程中注意避免加重脑出血或脑缺血;检查有无骨折,如有无肢体疼痛、畸形、关节异常及大小便失禁等,以确认骨折情形,给予适当处置。

(2)正确搬运:老人跌倒后如需搬运应保证平稳,保持平卧姿势。

(3)外伤、出血者:对伴有外伤、出血者要立即止血包扎,密切观察生命体征发现异常立即处理。

(4)体位:如果老人试图自行站起时,救助者可协助其缓慢起立,坐位或者卧位休息,确认无碍后方可放手,并继续观察老人的情况。

(5)查找危险因素:查找导致老人跌倒的危险因素,制定防治措施及护理方案。

(6)密切观察病情变化:对跌倒后意识不清的老人,严密监测生命体征的变化,有呕吐者,应将其头偏向一侧,并及时清理口腔、鼻腔中的呕吐物,保持呼吸道通畅;抽搐者,应将其移至平整的地面并在其身体下垫软物,防止碰伤、擦伤,必要时使用牙间垫等,防止舌咬伤;如发生呼吸、心跳停止,应立即进行胸外心脏按压、口对口人工呼吸等急救措施。

2. 一般护理

(1)病情观察:立即观察患者神志、脉搏、呼吸、血压的变化,警惕内出血及休克征象。严密观察生命体征、神志、瞳孔大小及对光反射,跌倒后排泄情况,警惕有无颅脑损伤等。

(2)跌倒后的长期护理:大多数老年人跌倒后伴有不同程度的躯体损伤,从而导致长期卧床。对于这类患者需要提供长期照护。根据患者的日常生活活动能力,提供相应的基础护理,满足老年人日常生活需求;做好心理护理,消除老年人因跌倒产生的恐惧心理,指导并协助老年人进行相应的功能锻炼、康复训练;预防压疮、肺部感染、尿路感染等并发症的发生;促进老年人身心功能恢复,回归健康生活。

3. 心理调适

老人跌倒后大多会产生恐惧心理,害怕再次出现跌倒而卧床不起,故应做好跌倒后老人的心理护理。帮助老人分析产生跌倒的原因，怎样预防跌倒的措施从而减轻或消除老人的恐惧心理，积极配合康复治疗，避免失用性综合征的发生。

4. 健康指导

跌倒的健康指导，重点在于如何预防再次发生跌倒。帮助老人识别跌倒的危险因素，增强预防跌倒的意识，并给予积极的指导和干预措施，减少老年人跌倒的发生，减轻老年人跌倒所致伤害的严重程度。

（1）增强防跌倒意识：加强防跌倒知识和技能的宣教，帮助老年人及其家属正确的认识自身，增强预防跌倒的意识；告知老年人及其家属老年人发生跌倒时的不同情况的应急处理措施、紧急情况发生时应如何寻求帮助等，做到有备无患。

（2）合理用药：指导老年人按医嘱正确服药，不要随意加药或减药，更要避免自行同时服用多种药物，并且尽可能减少用药的剂量，了解药物的副作用，注意用药后的反应。使用易导致跌倒的药物后动作宜缓慢，预防跌倒的发生。

（3）合理运动：坚持参加适宜的、规律的体育锻炼，如：打太极拳、散步、慢跑等运动，以增强其肌肉力量、柔韧性、协调性、平衡能力及灵活性，从而减少跌倒的发生。

（4）选择适当的辅助工具：指导老年人选择适宜的助行器（手杖、步行器等），对老人经常使用的物品应固定放置，并放在老年人触手可及的位置；如有视觉、听觉障碍的老年人应佩戴眼镜、助听器等其他补偿设施。

（5）创造安全环境：保持室内灯光明亮，通风良好，地面干燥、平坦、整洁；将经常使用的物品放在触手可及的位置，不要登高取物；保持家具高度适宜，边缘的钝性，防止对老年人产生伤害；对道路、厕所、路灯等予以明确标志，并告知老年人；走廊、洗手间装扶手；衣着舒适、合身、长短适宜，避免过于紧身或过于宽松的服饰，避免行走时绊倒；鞋子要合适，鞋底防滑、不穿袜子、避免穿拖鞋；设置跌倒警示牌于病床床头；佩戴醒目的标识，提醒患者、家属、医护人员及其照护人员，共同维护老年人的安全。

（6）调整生活方式：指导老年人在日常生活中应注意：避免走过陡的楼梯或台阶，上下楼梯、如厕时尽可能使用扶手；转身、转头时动作一定要缓慢；走路保持步态平稳，尽量慢走，避免携带过重物品；避免去人多及湿滑的地方；避免过急过快的体位改变，起床三部曲；睡前饮水不要过多，避免导致夜间多次起床如厕，夜间床旁放置小便器避免独自如厕；避免在他人看不到的地方独自活动。

（7）防治骨质疏松：指导老年人加强膳食营养，保持饮食均衡，适当补充维生素 D 和钙剂；适当增强体育锻炼，增强骨骼强度，降低跌倒的发生。

（三）老人跌倒后护理效果的评价

老人跌倒后护理效果评价主要包括以下内容：①老年人跌倒后得到正确有效的处理和护理；②老年人日常生活需求得到满足；③老年人和（或）照护者理解跌倒的危险因素，能主动进行自我防护/他护；④老年人对跌倒的恐惧心理降低或消除。

【案例】

女性，88 岁，有高血压病史 15 年，长期服用 2~3 种抗高血压药物治疗，近 1 年记忆力明显下降，曾有在外活动时找不到自己的家。于入院前 1 月前在家中跌倒，家人及时发现，无明显的外伤。2014年1月18日01：30出现找不到洗手间，回答问题答非所问，于上午10时突然再次跌倒，右下肢疼痛明显。体检：体温36.8℃，脉搏75次/分，呼吸18次/分，血压150/95mmHg，头颅检查未见异常，右下肢不能站立，髋部明显触痛，呈屈髋屈膝右旋位，右下肢比左下肢短2cm。

【思考题】

1. 试分析引起患者跌倒的原因。
2. 患者跌倒风险的级别。
3. 请你为患者制定出预防再次跌倒的措施。

（王然明　陈建平）

第二节　疼痛的评估及管理

一、疼痛概述

疼痛是患者的主观感受，是临床上最常见的症状之一，是一组复杂的病理、生理改变的临床表现。疼痛可以是局部的，也可以是全身性疾病的反映。

（一）疼痛流行病学

据不完全统计，目前世界上疼痛的发病率大约为35%～45%，老年人疼痛的发病率较高，约为75%～90%。在对慢性疼痛的调查中发现：35%的美国人患有慢性疼痛，超过5000万的美国人由于慢性疼痛变为部分或严重的功能障碍，每年有5千人无法正常工作，每年由于慢性疼痛导致的生产总值损失为650亿美元，医疗花费为750亿美元。在对中国六大城市的慢性疼痛调查中发现：成人慢性疼痛的发病率为40%，就诊率为35%；老年人慢性疼痛的发病率为65%～80%，就诊率为85%。近年来，用于止痛的医疗费用在逐年上升；因丧失工作、家庭、尊严而造成抑郁、焦虑、自杀、永久性残废的患者群体在扩大；癌痛病人的生活质量在降低。因此，疼痛不仅是一个世界范畴的医学问题，也是目前我国主要的健康问题之一。

（二）疼痛定义

1979年国际疼痛学会（IASP）对疼痛的定义是：疼痛是一种令人不快的感觉和情绪上的感受，伴随着现有的或潜在的组织损伤。1980年，国际疼痛研究会对疼痛（pain）所下的定义是："疼痛是一种与组织损伤或潜在损伤相关的不愉快的主观感觉和情感体验"，是机体对有害刺激的一种保护性防御反应。

二、疼痛的危险因素

引起疼痛的危险因素有物理因素、化学因素、机械损伤、生物活性物质刺激等，同时还与年龄、性别、心理、疲劳等其他因素有关。

（一）物理因素

温度刺激是引起疼痛的常见物理因素，过高或过低的温度，接触体表后均会损伤组织，使受伤的组织释放组胺等致痛物质，刺激神经末梢，导致疼痛，如高温引起的灼伤或低温导致的冻伤。

（二）化学因素

强酸、强碱、毒素等化学性刺激，不仅直接刺激游离的神经末梢，造成疼痛，同时受损的组织释放组胺、5－羟色胺、缓激肽等致痛物质，再次作用于痛觉感受器，使疼痛加剧。

（三）机械损伤

刀割、针刺、碰撞、挤压、手术、身体组织受牵拉、肌肉受压等，均可使局部组织受损，刺激痛觉神经末梢引起疼痛。大部分物理性损伤引起的组织缺血、缺氧、瘀血都可促使组织释放致痛物质，从而加剧疼痛并使疼痛的时间延长。

（四）生物活性物质刺激

组织细胞发炎或损伤时释放入细胞外液中的钾离子、5－羟色胺、乙酰胆碱、缓激肽、组胺等生物活性物质刺激会引起疼痛。

（五）其他影响疼痛的因素

1. 年龄

大脑随年龄增长而不断衰退，因此老年人的疼痛阈限更低，疼痛问题也就更多。

2. 性别

研究显示，女性比男性对于疼痛更为敏感。这可能是因为与性别相关的基因特征和激素变化会触发疼痛知觉系统。

3. 心理

男性通常不愿随便表露出疼痛感。

4. 疲劳

身体因为缺乏睡眠而倍感压力时，疼痛感通常会更加强烈。

三、老年疼痛的临床表现及特点

疼痛是老年人中最为常见的症状之一。疼痛的临床表现可以是局部的，也可以是全身性疾病的反映，是一种身心不舒适的感觉。不同的患者对痛的反应是各式各样的，常见的疼痛反应有生理的，如面色苍白、出汗、肌肉紧张、血压升高、呼吸心跳加快、恶心呕吐、休克等；行为的如烦躁不安、皱眉、咬唇、握拳、身体蜷曲、呻吟、哭闹、击打等；情绪的如紧张、恐惧、焦虑等。这些反应表明痛觉的存在。老年人常常因多病共存，任何一种疾病都可以解释患者的症状，容易被忽略；老年人反应不敏感，不能诉说疼痛主观感觉和引起疼痛的原因，容易贻误病情，增加老人痛苦；因有些疾病的隐匿性而延误诊治，如不典型的心绞痛等；老年病人的疼痛由不可治愈的疾病引起不少，如晚期癌症。

四、老年疼痛的后果

疼痛具有保护性和防御性的功能，能警告机体正在遭受某种伤害性刺激，提醒机体摆脱伤害。长期疼痛会影响老年人的活动能力和情绪，导致自理能力下降和社会交往减少，易产生孤独感和抑郁情绪甚至有自杀的风险；长期疼痛还可造成食欲减退和营养缺乏，使机体抵抗能力下降而引起各种并发症；长期疼痛还会造成老人认知和感觉的功能减退，生活自理能力受损，活动障碍，有受伤的风险；有的老人认为疼痛是老年人必须忍受的痛苦，不愿主动告诉别人，特别是认知功能受损的老人其主诉疼痛往往也不被重视，因此造成老人被疼痛折磨而未得到及时治疗的后果；长期疼痛使老人生活质量下降，照护难度增加，医疗费用增加，给家庭和社会带来负担。

五、老年疼痛评估的目的及意义

由于老年人的一些并发性疾病和多种健康问题使疼痛评估和治疗更加困难，对所有老年患者的例行检查和仔细评估尤为重要。疼痛评估是疼痛治疗的第一步，准确及时的疼痛评估可以给临床治疗提供必要的指导和帮助，是疼痛治疗必不可少的一步。通过对疼痛的评估，能够定位疼痛的程度和性质，采取恰当的干预措施，制定康复目标；疼痛评估贯穿治疗全过程，在治疗的各个阶段，通过对疼痛的评估，可以了解治疗后疼痛缓解程度和变化特点，为及时调整治疗方案提供科学数据。

六、老年疼痛的评估工具及使用方法

（一）老年疼痛评估的要点

包括了解老人的基本信息：性别、年龄、职业、精神状况及心理社会因素、诊断及治疗过程、既往止痛效果；了解疼痛的诱发因素、疼痛的部位、疼痛的性质、疼痛的时间、疼痛的程度及伴随症状；了解疼痛的表达方式、与疼痛相关的因素以及疼痛对老人的影响等。

（二）选择适合老年人疼痛程度评估量表

疼痛是人的主观感觉，每个人对疼痛的表述方法不尽相同，为了使评估者和被评估者对疼痛的程度有比较一致的理解，可以采用评估工具对疼痛的程度进行评估。常用的评估工具有视觉模拟评分法、数字评分法、文字描述法和主诉疼痛的程度分级法、脸谱法等。

1. 视觉模拟评估尺（VAS）

视觉模拟评估尺（VAS）用于疼痛的评估在我国临床使用较为广泛，基本方法是在纸上面划一条 10 cm 的横线，横线的一端为 0，表示无痛；另一端为 10，表示剧痛；中间部分表示不同程度的疼痛。让患者在线上最能反映自己疼痛程度之处划一交叉线，由评估者根据患者划叉的位置测算其疼痛程度。判定方法：

0cm：0 分，无痛，无任何疼痛感觉；

1~3cm：1~3 分，轻度疼痛，不影响工作、生活；

4~6cm：4~6 分，中度疼痛，影响工作，不影响生活；

7~10cm：7~10 分，重度疼痛，疼痛剧烈，影响工作及生活。

此方法简单且易行，相对比较客观而且敏感。

0cm   10cm

2. 数字疼痛评定量表（NRS）

将疼痛程度用 0~10 个数字依次表示，0 表示无疼痛，10 表示最剧烈的疼痛。交由患者自己选择一个最能代表自身疼痛程度的数字，或由医护人员询问患者："你的疼痛有多严重?"，由医护人员根据患者对疼痛的描述选择相应的数字。按照疼痛对应的数字将疼痛分为轻度疼痛（1~3）、中度疼痛（4~6）、重度疼痛（7~10）。

3. 词语描述量表（VDS）

用"无痛、轻度痛、中度痛、重度痛、极度痛"等一系列词语来代表不同强度的疼痛，患者在这些词语中选出最能代表其疼痛强度的词。该方法的词语易于理解，可随时口头表达，沟通方便，满足患者的心理需求，但不适合语言表达障碍的患者。

4. 主诉疼痛的程度分级法（VRS法）

让病人根据自身感受说出，即语言描述评分法，这种方法病人容易理解，但不够精确。具体方法是将疼痛划分为 4 级：①无痛②轻微疼痛④中度疼痛④剧烈疼痛。

0 级：无疼痛。

Ⅰ级（轻度）：有疼痛但可忍受，生活正常，睡眠无干扰。

Ⅱ级（中度）：疼痛明显，不能忍受，要求服用镇痛药物，睡眠受干扰。

Ⅲ级（重度）：疼痛剧烈，不能忍受，需用镇痛药物，睡眠受严重干扰可伴自主神经紊乱或被动体位。

5. 脸谱法（Faces）

脸谱法使用 wong-Baker 脸谱评估。评估时要向患者解释每一张面孔表情代表不同的疼痛程度，要求患者选择能够代表自己疼痛程度的表情。该表简单直观，该评分量表适用于 3 岁及以上的儿童、老年人以及存在语言或文化差异或其他交流障碍的患者。

6. 认知受损老人的疼痛评估

由于老人认知功能受损，不能主观描述疼痛，可以采用以下方式了解认知功能受损老人疼痛状况：

①面部表情：皱眉、前额起皱纹、面部扭曲、快速眨眼。

②用词语表达或发声：呻吟、大声呼喊、呼吸粗快。

③身体表达：紧张、活动受限、坐立不安、辗转反侧。

④行为异常：攻击性行为、拒绝进食、骂人、嗜睡、常规活动突然停止等。

⑤精神状态：突然流泪、意识模糊加重、痛苦表情等。

7. 晚期老年痴呆症疼痛评估表（PADE）

该量表由美国心理学者 Villanuera 等于 2003 年制定。PADE 是根据面部表情、日常活动、照顾者的评价 3 方面发展起来的，包括 24 个项目，分为 3 个部分：①身体的（面部表情、呼吸形态、姿势）；②全面的（照顾者对疼痛的分级）；③功能的（日常生活、穿衣、吃饭、行动）。第 1、第 2 部分分值越高代表病人的痛苦越严重，第 3 部分的分值越高代表病人的日常生活能力越差，独立性差、食欲差。因为该量表对痴呆病人进行测试，其信度和效度还需完善，第 2 部分由护士代理的疼痛评估也还需完善。

七、疼痛评估结果及管理

医疗机构认证联合委员会（JCAHO）规定自 2001 年 1 月 1 日起，疼痛被确认为继体温、脉搏、呼吸和血压之后的"人类第五生命体征"，在医院门诊和病房要严格记载。为更好地执行疼痛管理要求，需做好疼痛的评估及管理工作。

（一）疼痛管理

1. 疼痛的评估管理

在疼痛筛查和评估中，若发现首次主诉疼痛，或疼痛评分≥3 分的患者，护士应及时报告医生，由医生决定处理措施。

2. 疼痛方案的制定

临床医生在疼痛评估后，应筛选出需进行疼痛治疗的患者，制定可行的疼痛治疗方案，并记录在门急诊病历或住院病程中。

疼痛治疗方案包括：治疗目标、治疗方案、治疗药物名称、剂量、给药时间、可能发生的不良反应及处理、持续的疼痛评估指标、评估时间（频率）等。

制定疼痛治疗方案依据的原则是：有效消除疼痛，最大程度减少药物不良反应，把疼痛及治疗带来的心理负担降到最低，全面提高患者的生活质量。

3. 疼痛治疗的管理

对于进行疼痛治疗的患者，临床医生应根据疼痛治疗方案按时进行持续的疼痛评估和记录，每天至少评估 1 次，并根据疼痛评估结果及时调整疼痛治疗方案。

4. 疼痛的健康教育

医生应对患者及家属进行疼痛管理知识的介绍，教育过程记录在病史中。

5. 疼痛患者出院后管理

医护人员应为慢性疼痛患者制定出院后疼痛管理方案，并在病程记录及出院记录中做好记录。

（二）疼痛评估分值与评估频次

评分频次以上一次疼痛评分为准，0 分，暂不评；1～3 分（轻度），每日评估 1 次；4～6 分（中度），每日评估 2 次；7～10 分（重度），每日评估 3 次；暴发性疼痛，立即评估；使用镇痛泵，每日至少评估 1 次。

（三）用药后评估

静脉注射止痛药后 15 分钟后评估一次；皮下、肌肉注射止痛药后 30 分钟后评估一次；口服止痛药后 60 分钟后评估一次；特殊使用止痛药按照说明书评估。

【案例】

老年男性患者，71 岁，60kg，工人，癌症晚期转移，无法言语，通过"交流"得知：患者常常皱眉，晚间睡眠持续 1～3 小时，醒来后经过一段时间才能再次入睡，有时伴有下肢蹬床，经过家人对肢体的抚摸后可以安静些，翻身时经常发出呻吟声。

【思考题】

请根据以上给出的资料：

1. 该老人疼痛评估应选用什么评估量表？
2. 请应用合适量表评估该老人目前疼痛程度。

（徐一芳　徐善英）

第三节　压疮的评估及管理

一、压疮概述

压疮（pressure ulcer）又叫压力性溃疡，是局部组织因长时间受压而造成的持续缺血、缺氧、营养不良所引起的皮肤损害。2007 年美国压疮指导委员会（NPUAP）对压疮的定义为：压疮是因为皮肤或皮下组织的局部损伤，多发生在骨突处，由压力损伤引起，或压力、剪切力、摩擦力共同作用的结果。压疮易发生在身体受压和缺少脂肪组织保护、无肌肉包裹或肌层较薄的骨隆突部位（如骶尾部、髋部、肩胛部等）。

图 6-1　护理压疮

国内有文献报道：一般医院患者压疮的发生率为 2.5%～8.8%，高的可达 11.6%，脊髓损伤患者的发生率在 25%～85%，且 8% 与死亡有关。虽然压疮发生率的控制一直是基础护理工作的重中之重，也是评价护理工作质量的重要指标，又是护理领域中的难题。但是，认为压疮完全可以预防这种观点在我国仍占统治地位，林菊英在《医院护理管理学》中提出发生压疮的标准 0% 时，尚有附加说明：除特殊病人不许翻身外一律不得发生压疮，带压疮入院者不准扩大。

国外护理专家认为：压疮绝大多数是可以预防的，但并非全部，若入院局部组织已有不可逆损伤，24~48 小时就可以发生压疮。严重负氮平衡的恶病质病人，软组织损耗，失去了保护作用，自身修复亦困难。神经内科病人丧失感觉的部位其营养及循环不良，也难以防止压疮的发生。在美国、加拿大及一些欧洲国家压疮的患病率为 14%～25%，发病率为 7%～9%。美国有关数据统计显示：使用压疮风险评估量表以及采取相对的预防护理措施可以使压疮发生率下降 50%～60%，为国家节约医疗开支 4 亿美元左右。发生压疮所需费用是预防压疮的 3~4 倍，故预防压疮的发生更具重要的意义。预防压疮发生的重点人群当然是高龄老人，美国调查数据显示：老年患者压疮的发生率为 10%～25%，71% 的压疮出现在 70 岁以上老年人中。

二、压疮发生的危险因素

有很多相关因素或影响因素与压疮有关，但这些因素对压疮发生的重要性仍有待于探索。

（一）局部因素

1. 压力

压力是导致压疮发生的主要因素，它通过扭曲毛细血管、限制血液供应而造成损伤。肌肉与皮下组织比表皮更容易受到压力的伤害，因此压疮可以发展至深部组织而表皮却基本完好。短时间强压力、长时间弱压力都有组织损伤的作用。

2. 剪切力

剪切力发生在两层皮肤相向滑动的时候，剪切力作用进一步增强毛细血管扭曲，这种状况下，较小的压力便可以将毛细血管阻塞，会切断局部血液供应，从而引发深部坏死。

3. 摩擦力

摩擦作用发生在皮肤表面彼此相互摩擦的时候，搬动患者时的拖拉动作、床单皱褶或有渣屑等是临床常见的摩擦来源。

4. 潮湿

大小便失禁、大汗或多汗、伤口大量渗出液等均是造成皮肤潮湿的原因。正常皮肤偏酸性，小便和大便均为碱性，潮湿造成皮肤酸碱度的改变会降低皮肤角质层的屏障的防护功能，导致表皮损伤，细菌增殖。

（二）全身因素

1. 活动或移动受限

临床上如因脊髓损伤、老年体弱、骨折因石膏或绷带固定制动、外科手术和麻醉等均可引起患者活动或移动受阻，常见于长期卧床或坐轮椅患者，这类患者常不能自主变换体位从而发生压疮。

2. 营养不良

营养不足时可使皮下脂肪减少、肌肉萎缩；营养过剩时组织血液供应相对较少，蛋白质合成减少，皮肤松弛、干燥，修复能力降低，肌肉脂肪萎缩，局部血液循环减少，加之活动困难，床上翻身容易受拖拉，导致压疮的发生。

3. 感觉受损

有些患者对伤害性刺激无反应，如瘫痪、神经功能受损患者，面对可能造成伤害的危险因素无法感知或感觉迟钝等，容易形成压疮。

4. 高龄

老年患者心脏血管功能减弱，末梢血管功能减退，皮肤老化、变薄，弹性变差，血运减少，对温度和疼痛感觉反应迟钝。

5. 体温升高

体温升高时机体的新陈代谢率增高，引起组织高代谢需求，组织细胞对氧的需求增加，故压疮发生的风险随之增加。

6. 吸烟

尼古丁可使末梢血管痉挛、硬化、脆性增加，从而增加组织对压疮发生的易感性。

7. 应激

多见于急性损伤早期，对疾病相关知识缺乏或对刚发生的情况还没来得及引起足够重视的时候，皮肤往往已经发生了不可逆的改变。

8. 疾病

糖尿病、帕金森、神经系统疾病或者有残障、认知功能改变、大小便失禁、骨折、多种疾病共存等导致压疮机会增加和发生后愈合难度增加。

9. 精神心理因素

精神压抑、情绪打击、精神抑郁等，忽视皮肤护理，有些患者认为自己很严重没办法翻身、不愿翻身、不愿配合翻身甚至对翻身带有很强的抵触情绪，从而长期保持一种姿势、体位导致压疮的发生。

综上所述，压疮的发生原因中，活动或移动受限和高龄是两个最主要的原因，大部分压疮都发生在老年人群当中特别是 70 岁以上的老年人群；制动因素增加了压疮发生的概率，其他可能的危险因素包括泌尿系统疾患、缺乏维生素 C 或锌、糖尿病、末梢血管疾病和老年痴呆、水肿、过度肥胖或消瘦、大小便失禁等。

三、压疮的临床表现

发生压疮局部一般表现为发红、发紫或是水泡，有些甚至出现皮肤破损、坏死，或者大量脓性分泌物渗出；大多数患者会出现不同程度的疼痛、瘙痒。不同时期、不同部位的压疮其临床表现不同。

（一）压疮的好发部位

临床上压疮多发于无肌肉包裹或肌肉层较薄、缺乏脂肪组织保护又经常受压的骨突处，其好发部位随受损后被压迫的体位不同而有相应的变化。

1. 仰卧位

仰卧位时压疮好发于枕骨粗隆、肩胛部以及肘、脊椎体隆突处、骶尾部和足跟等处。

2. 侧卧位

侧卧位时压疮好发于耳、肩峰、肘、肋骨、髋部，膝关节的内外侧及内外踝等处。

3. 俯卧位

俯卧位时压疮好发于耳、颊部、肩部、女性乳房、男性生殖器、髂嵴、膝部、足趾等处。

（二）压疮的好发人群

压疮好发于老年患者，尤其是病情危重、长期卧床、营养失调或代谢障碍、大小便失禁的老年患者。

（三）压疮的分期

1. 依据美国国家卫生局1998指南，即NPUAP1998压疮分期，将压疮严重程度分为四期。

（1）Ⅰ期

皮肤完整，出现指压不会变白的红印，皮肤可能表现为温度更高或更低，皮肤变硬或疼痛。

（2）Ⅱ期

皮肤部分变厚，表皮或真皮受损，溃疡仅限于表皮，临床可见患者有皮肤破损、浆液性小水泡，干性或湿性浅溃疡，而无腐败组织。

（3）Ⅲ期

表皮或真皮全部受损，穿入皮下组织，可见皮下脂肪，但不见或不能直接扣及骨、肌腱或肌肉，创面存在或部分存在腐败组织。

（4）Ⅳ期

全皮层损害；涉及肌肉，骨头，创面部分或全部存在腐败组织和焦痂。

由于大量的压疮表皮仅出现小创面，但却深及肌肉和骨组织层，单从外观判断常常会低估病情。因此，临床对压疮的评估应该特别注意其是否深及皮下、肌肉、肌腱或骨。

2. 依据美国压疮指导委员会2007分期，即NPUAP2007压疮分期，将压疮严重程度分为六期（见表6-4）。

表6-4　2007-NPUAP压疮分期及其表现

分期	临床表现
可疑的深部组织损伤	软组织受到压力或剪切力的损害，局部皮肤完整但可出现颜色改变如紫色或褐红色，或导致充血的水泡。与周围组织比较，这些受损区域的软组织可能有疼痛、硬块、有黏糊状的渗出、潮湿、发热或冰冷。 被水泡覆盖的黑色伤口进展可能更快。 足跟部是常见的部位。 伤口恶化很快，即使给予积极的处理，病变可迅速发展，致多层皮下组织坏死，需谨慎处理。
Ⅰ期	在骨隆突处的皮肤完整，但伴有压之不褪色的局限性红斑。 受损部位与周围相邻组织比较，有疼痛、硬块、表面变软、发热或者冰凉。 表明处于"危险状态"。
Ⅱ期	真皮部分缺失；表现为一个浅的开放性溃疡；伴有粉红色的伤口（创面）；也可能表现为一个完整的或破裂的血性水泡。 无腐肉或瘀伤。

续表

分期	临床表现
Ⅲ期	全层皮肤组织缺失，可见皮下脂肪暴露，但骨头、肌腱、肌肉未外露；可有腐肉存在，但组织缺失的深度不明确。 因解剖部位不同，深浅表现也不同：如鼻梁、耳朵、枕骨处、踝部因无皮下组织，可能是表浅溃疡；而脂肪较多的部位此阶段压疮可能形成非常深的溃疡。
Ⅳ期	全层组织缺失，伴有骨、肌腱或肌肉外露，伤口的某些部位有腐肉或焦痂；常有潜行或窦道。 有可能造成骨髓炎；可以直接看见或触及骨头/肌腱。 因解剖部位不同，深浅表现也不同：如鼻梁、耳朵、枕骨处、踝部因无皮下组织，可能是表浅溃疡；而脂肪较多的部位此阶段压疮可能形成非常深的溃疡。
不明确分期	全层组织缺失，但是溃疡底部有腐肉覆盖，或者伤口有焦痂附着。 只有去除足够多的腐肉或焦痂，暴露出伤口的底部，才能准确评估压疮的真正深度、确定分期。 足跟处稳定的焦痂（干的、黏附紧密的、完整但没有发红或者波动感）可以作为人体自然的（生物学的）覆盖而不被去除。

可疑的深部组织损伤

Ⅰ期

Ⅱ期

Ⅲ期

Ⅳ期

不明确分期

图6-2 2007-NPUAP压疮分期

四、压疮的后果

压疮是临床常见的护理并发症，美国每年有近100万病人发生压疮，治疗费用达到16亿美金。美国近10年的调查显示压疮的患病率在综合性医院为10%～18%；在长期护理机构为2.3%～28%，家庭护理中为9%～29%。我国徐玲等2011年联合全国12所大型医院进行住院患者压疮调查，结果显示各类医院压疮现患率为1.114%～1.720%。压疮一旦发生，不但给病人带来痛苦，降低生活质量，还增加社会、家庭经济负担，同时给治疗和护理带来极大的困难。

发生压疮以后会有不同的表现，轻者皮肤完整，只是出现局部红斑，严重的时候会使皮肤的完整性遭到破坏，甚至深达到肌肉层，骨骼筋膜暴露。病人发生压疮后，伤口会迁延不愈、增加细菌感染的机会，严重者会发生败血症、骨髓炎、盆腔感染，不仅增加痛苦，甚至会危及生命。发生压疮的老年人较没有压疮的老年人，死亡率增加 4 倍，如压疮不愈合，其死亡率增加 6 倍。

压疮是临床护理三大并发症之一，一旦发生压疮，不仅影响疾病的治疗效果，降低病人的生活质量，增加患者痛苦，而且增加住院费用，延长住院天数，增加护理难度，还带来严重的经济压力，增加国家医疗开支，给家属及社会带来沉重的负担。

五、压疮评估的目的及意义

压疮发病率高，危害大，及时了解老年患者的危险因素及对已发生压疮的老人进行压疮评估，针对性的采取相应的干预措施，积极的预防老年患者压疮的发生和及时治疗老年患者压疮具有重要意义。

（一）压疮评估的目的

通过对压疮进行评估，可以获取伤口的基本资料，制定治疗和护理计划，评估治疗/护理的效果，促进沟通和连续护理，制定沟通计划，判断治疗费用和愈合时间。

（二）压疮评估的意义

通过对患者全身基本状况、系统性危险因素、伤口局部性因素以及心理、社会环境的评估以及通过对性别、年龄、生命体征、发育体型、营养状态的全面评估来制定护理方案、合理使用护理资源、提高治疗效果及护理质量。

六、压疮评估工具及使用方法

（一）压疮危险因素评估常用工具

1. Braden 量表

Braden 量表来自美国，美国临床研究显示，使用此表对高危病人采取措施后，压疮的发生率下降了 50%～60%。国内谢小燕等人在内、外科、老人院、ICU 中对 Braden Scale 进行了广泛的信度与效度检验，认为该量表是信度和效度较好的压疮评估量表。

2. Norton 量表

Norton 量表是由一项针对老年患者的研究发展而来。第 1 代 Norton 量表有 5 个条目，分别是身体状况、精神状态、活动度、移动度和失禁，分数最大值为 20 分，使用临界值<14 分（1979）和<16 分（1987）预测患者发生压疮的危险性。在 20 世纪 80 年代晚期，Norton 重新审视了评分为 15 分、16 分的患者，经过 2 次修正，形成了改良版 Norton 量表，在前面所述的 5 个条目基础上，增加了食物摄入和液体摄入这 2 个条目，总分 28 分，<21 分的患者被认为有发生压疮的危险。

3. Waterlow 量表

1984 年，在英国一家医院进行的研究衍生出了 Waterlow 量表的发展，并在 Norton 量表的基础上更进一步，被认为比 Norton 量表更加全面。Waterlow 量表有 8 个条目，分别是身高体质量比、肉眼评估、性别和年龄、节制力、移动度、食欲、用药情况和特殊危险因素。分数在 10～14 分，说明患者有发生压疮的危险，15～19 分是高度危险，≥20 分是极高危险。

4. Braden Q 量表

Braden Q 量表是针对儿科患者而在 Braden 量表基础之上改进而来的，有 7 个条目，除了 Braden 量表中提到的 6 个条目外还有"组织灌注和氧合"，总分 28 分，<23 分被认为有发生压疮的危险。

此外，还有 Cubbin and Jackson 量表、Douglas 量表等，在 Jun Seongsook 的研究中证实：Cubbin and Jackson 量表最适用于 ICU 患者，特别是神经科 ICU 患者。Bergquist 的研究证明：利用 Outcomeand Assessment Information Set（OASIS）收集的入院数据有助于确定老年患者发生压疮的危险。

需要强调的是，无论使用哪一种量表，都应明确量表的两点功能：鉴别患者发生压疮的危险性以及指导压疮的预防。在临床实践中，应有这样一个意识：评估信息应该和有效预防措施紧密联系起来，否则整个评估活动对于患者和医院没有实质的作用。下面是结合老年患者的实际情况进行修订的评估量表。

（二）压疮危险因素评估量表

着重介绍压疮评估经常使用的 Braden 量表（见表 6-5，表 6-6）。

表 6-5　Braden 量表（正面）

科室：　　　　床号：　　　　姓名：　　　　性别：　　　　住院号：

项目		评分	评估时间	评估时间	评估时间	评估时间	评估时间
感觉	完全丧失	1					
	部分丧失	2					
	轻度丧失	3					
	没有改变	4					
湿度	总是潮湿	1					
	经常潮湿	2					
	偶尔潮湿	3					
	很少潮湿	4					
活动	卧床不起	1					
	局限于椅	2					
	偶尔行走	3					
	经常行走	4					
移动	完全不能	1					
	中度受限	2					
	轻微受限	3					
	不受限	4					

项目		评分	评估时间	评估时间	评估时间	评估时间	评估时间
营养	严重营养摄入不足	1					
	可能营养摄入不足	2					
	营养摄入适当	3					
	营养摄入良好	4					
摩擦力和剪切力	有明显问题	1					
	有潜在问题	2					
	无明显问题	3					

总分：23 分　　　　　得分

评估者签名：

护士长签名：

注：1. 评分 15～18 分，提示轻度危险；2. 评分 13～14 分，提示中度危险；3. 评分 10～12 分，提示高度危险；4. 评分≤9 分，提示极度危险。

表 6-6　Braden 量表（背面）

分项	评分			
感觉机体对压力所引起的不适感的反应能力	1. 完全丧失 对疼痛刺激没有反应（没有呻吟、退缩或紧握）或者绝大部分机体对疼痛的感觉受限。	2. 部分丧失 只对疼痛刺激有反应，能通过呻吟或烦躁的方式表达机体不适。或者机体一半以上的部位对疼痛或不适感感觉障碍。	3. 轻度丧失 对其讲话有反应，但不是所有时间都能用语言表达不适感。或者机体的一到两个肢体对疼痛的或不适感感觉障碍。	4. 没有改变 对其讲话有反应，机体没有对疼痛或不适的感觉缺失。
潮湿皮肤处于潮湿状态的程度	1. 总是潮湿 由于出汗、小便等原因皮肤一直处于潮湿状态，每当移动病人或给病人翻身时就可发现病人皮肤是湿的。	2. 经常潮湿 皮肤经常但不总是处于潮湿状态。床单每天至少换一次。	3. 偶尔潮湿 每天大概需要额外换一次床单。	4. 很少潮湿 皮肤通常是干的，只需按常规换床单即可。

分项	评分			
活动能力躯体活动的能力	1. 卧床不起 限制在床上。	2. 局限于轮椅 行动能力严重受限或没有行走能力。	3. 偶尔步行 白天在帮助或无须帮助的情况下偶尔可以走一段路。每天大部分时间在床上或椅子上度过。	4. 经常步行 每天至少2次室外行走，白天醒着的时候至少每2小时行走一次。
移动能力改变/控制躯体位置的能力	1. 完全受限 没有帮助的情况下不能完成轻微的躯体或四肢的位置变动。	2. 严重受限 偶尔能轻微地移动躯体或四肢，但不能独立完成经常的或显著的躯体位置变动。	3. 轻度受限 能经常独立地改变躯体或四肢的位置，但变动幅度不大。	4. 不受限 独立完成经常性的大幅度体位改变。
营养的食物摄入模式	1. 重度营养 摄入不足从来不能吃完一餐饭，很少能摄入所给食物量的1/3。每天能摄入2份或以下的蛋白量（肉或者乳制品），很少摄入液体，没有摄入流质饮食。或者禁食和/或清流摄入或静脉输入大于5天。	2. 可能营养 摄入不足很少吃完一餐饭，通常只能摄入所给食物量的1/2。每天蛋白摄入量是3份肉或乳制品。偶尔能摄入规定食物量。或者可摄入略低于理想量的流质或者管饲。	3. 营养摄入适当 可摄入供给量的一半以上。每天4份蛋白量（肉或者乳制品），偶尔拒绝肉类，如果供给食物通常会吃掉。或者管饲或TPN能达到绝大部分的营养所需。	4. 营养摄入良好 每餐能摄入绝大部分食物从来不拒绝食物，通常吃4份或更多的肉和乳制品，两餐间偶尔进食。不需其他补充食物。
摩擦和剪切力	1. 有明显问题 移动是需要中到大量的帮助，不可能做到完全抬空而不碰到床单，在床上或椅子上时经常滑落。需要大力帮助下重新摆体位。痉挛、挛缩或躁动不安通常导致摩擦。	2. 有潜在问题 躯体移动乏力，或者需要一些帮助，在移动过程中，皮肤在一定程度上会碰到床单、椅子、约束带或其他设施。在床上或椅子上可保持相对好的位置，偶尔会滑落下来。	3. 无问题 能独立在床上或椅子上移动，并且有足够的肌肉力量在移动时完全抬空躯体。在床上和椅子上总是保持良好的位置	

注：15~18分 低危；13~14分中危；10~12分 高危；≤9分 极高；Braden Scale<12分时需上报。

七、压疮的评估结果及临床应用

（一）压疮评估结果及干预

临床上应该立足于评估，根据危险因素的不同程度，采取相应的护理干预措施，这样才能有效预防压疮发生。

1. 低危险者

重点是加强病人与家属预防压疮教育，指导常用预防压疮方法，如翻身技巧、皮肤清洁护理、鼓励病人下床活动等。有研究表明，采用30°倾斜的体位有利于某些解剖部位的压力分散和血液流动。因此，将病人受压部位放软枕支撑或抬高床头30°，可以较好地分散压力，并根据受压皮肤状况制定翻身的时间。此外，对于呼吸困难需要长期处于半卧位或强迫体位者，定期放低床头尽量减少皮肤受压的程度。

2. 中危险者

除以上措施外，根据病人病情，增加翻身次数，对被动体位者，每日进行全范围关节运动2~3次，促进肢体血液循环，2h翻身一次；对于受压发红的皮肤，可以局部涂抹润肤液，并用手轻拍1min，这样可以加速皮肤吸收，形成一层保护膜，也可贴一些减压贴，保护受压部位皮肤，增强皮肤抵抗力；重视加强病人营养，摄取高蛋白、高维生素饮食，提高皮肤营养状况。

3. 高危险者

将高危险者压疮护理纳入护理质控管理中，填写压疮高危者报告表，24 h内汇报护理部；每隔0.5 h~1 h翻身1次，采用Braden量表评分并评估皮肤完整性和受压情况；严格执行每班床边交接皮肤情况；给予相应的营养支持，针对皮肤状况实施预防措施，护理人员能够对高危人群存在压疮危险因素做出正确评估，增强对压疮风险的预见性。对压疮发生可能性进行数据化评估，使护理人员具备较强的预防压疮和其管理的意识与知识，提高护士的责任心和重视程度，使预防压疮护理工作更具预见性和科学性。

（二）压疮的预防

将护理工作重点从事后处理转移到事前预防，提高预防压疮的有效性。对低危者和无危者重点是加强预防教育，教会病人及其家属自理/自护技巧，特别是在卧床期间，要加强翻身和皮肤清洁护理，同时加强预防性监测。

1. 正确的姿势

对长期卧床老人要避免长期局部受压，定时更换卧位，保护骨隆突处，使用石膏甲板绷带固定时注意保护皮肤，松紧适宜。

2. 皮肤护理

对卧床老人要避免潮湿摩擦及排泄物的刺激，当有大小便排泄时要及时清理和擦洗，可涂擦一些润肤露保持皮肤的清洁光滑，受压部位可使用一些减压贴预防压疮的发生，床单有潮湿要及时更换。

3. 正确移动患者

对特殊体位老人要避免摩擦力和剪切力，防止患者滑动，不能自主翻身者一般采取2人协助翻身，切忌1个人翻身蛮干强行拖、拉、拽等不良行为。

4. 加强营养

对压疮高危患者要补充高蛋白、高维生素、高热量饮食，保证食物摄入均衡，防止患者出现贫血和低蛋白血症，及时补充维生素、微量元素。

5. 健康教育

由医、护、营养、外科、康复组成多学科团队的共同关注，让患者及家属了解皮肤护理与压疮的关系，以及压疮的发生、发展、治疗和护理的相关知识，让其积极参与压疮的预防。

（三）压疮的治疗

持续存在的危险因素是影响压疮愈合的最主要因素，此外，还要结合压疮发生的部位、大小、数目、深度，有无坏死组织、分泌物以及创面颜色、基底、边缘及周围组织情况等进行综合判断。一般发生在易受压的部位、深部骨组织、创面色暗、坏死分泌物多的压疮不易愈合。

1. 湿性愈合

压疮的治疗方法因对其认识的改变而存在差异。过去普遍认为创面干爽清洁有利于愈合，目前则认为在无菌、湿润条件下有利于创面上皮细胞形成，促进肉芽组织生长和创面的愈合，因而提出伤口湿润环境愈合理论。

创面保持湿性对促进压疮愈合有许多优点，如调节创面氧张力，促进毛细血管的形成，有利于坏死组织和纤维蛋白的溶解，促进多种生长因子释放并保持创面恒温，利于组织生长；创面无结痂形成，可避免新生肉芽组织的再次机械性损伤，保护创面的神经末梢，减轻疼痛。

保持创面湿润的方法是使用亲水性纤维材料，通常使用爱康肤银离子敷料，如德湿银、爱康肤银等岛状敷料、油纱敷料等。创口愈合的过程需要选择性的使用敷料，不同时期的伤口需要选择不同的敷料。

2. 不同时期压疮的处理

（1）可疑深部组织损伤：临床上如出现可疑深部组织损伤，务须谨慎处理。应在取得患者及家属的同意后探明可能存在的深部损害，进而改善局部供血、供氧，减少摩擦，减轻局部压力，吸收皮肤分泌物，保持皮肤的 pH 值，维持适宜温度。

（2）Ⅰ期：局部充分减压，以水胶体敷料覆盖（如溃疡贴、减压贴、透明贴）而且可吸收渗液。

（3）Ⅱ期：伤口边缘至周围 2cm 处用艾力克消毒，稍干后用水凝胶敷料封闭伤口，超过边缘 2cm。最初一周隔日更换一次，一周后，3～5 天更换一次。红色期伤口且肉芽新鲜的，要注意保护，促进肉芽生长。

（4）Ⅲ、Ⅳ期：盐水纱布湿敷，根据渗液选择藻酸盐或溃疡糊填充创面，加纱布或封闭敷料覆盖。

（5）不可分期：有坏死组织/腐肉、硬痂清创，去除坏死组织，减少感染。伤口清创是基本的处理原则，没有红、肿、浮动或渗出的可保留干痂，一旦出现红、肿、浮动或渗出时必须清创。

3. 其他治疗方案

如果伤口在 2～4 周内没有明显改善、出现感染加重迹象或治疗方案执行有困难时则需要更换治疗方案。但要避免双氧水（过氧化氢）、络合碘的刺激，用生理盐水或林格氏液清洗干净创面。也可使用高压氧、手术等。若细菌及毒素侵入血液循环，还可造成脓毒血症或败血症，危及病人的生命。遇到这种情况，一方面在医生的指导下，进行合理用药，另一方面就要配合其他综合治疗等进行专业治疗。

压疮是全身、局部因素综合作用所引起的皮肤组织变性、坏死的病理过程。应积极预防，采取局部治疗为主、全身治疗为辅的综合防治措施。护理人员只有认识到压疮的危害性，了解其病因和发生发展规律，掌握其防治技术，才能自觉而有创造性地做好压疮的防治工作。更应针对不同时期采取相应的预防和治疗，才能取得事半功倍的效果。

【案例】

李大爷，89岁，因失语、卧床不起、大小便失禁20天收入住院。入院前半年因步态不稳，做头颅CT检查显示：双侧基底核区多发性腔隙性脑梗塞，经治疗后生活能自理。入院前20天，出现四肢无力，卧床不起，吞咽呛咳，不能进食，大小便失禁。体格检查：体温37.8℃，脉搏98次/分，呼吸22次/分，消瘦，嗜睡，口角歪斜，不能翻身。右髋部有一大小约8cm×10cm×2cm的皮肤坏死，肌肉外露，有大量脓性分泌物。

【思考题】

1. 通过案例，临床护理工作需思考该患者发生了什么情况？
2. 如何评估患者发生压疮的程度？
3. 作为该患者的责任护士，下一步该如何处理？

（陈华双）

第四节　营养不良的评估及管理

一、老年营养概述

随着人口老龄化进程的推进，老年人已成为社会备受关注的主体。良好的营养状况有助于改善老年人的健康状况、预防慢性疾病，增强免疫力，降低疾病并发症发生率和死亡率，延缓老龄化进程，提高生活质量，实现成功衰老。

伴随临床营养学科的发展，住院患者的营养筛查与评估已纳入大多数医院入院常规筛查项目，而在老年人群的营养筛查与评估中，不同机构的老年人都存在不同程度的营养不良风险。据国内外研究报道：社区及居家老年人营养不良发生率为15%，老年住院患者营养不良发生率为62%，养老院营养不良发生率为85%。关于营养不良的说法很多，其中国际共识指南委员会对营养不良做出的定义是：

营养不良是指营养物质摄入不足、过量或比例异常，与机体的营养需求不协调，从而对机体细胞、形态、组成与功能造成不良影响的一种综合征。

二、影响老年人营养不良的因素

老年人营养状况除受增龄的生理因素影响外，还受到疾病、药物等多种因素影响。

（一）老年人的生理退行性改变

随着年龄的增长，老年人通常会出现腿脚不利，行动迟缓，视力模糊，牙齿松动，咀嚼功能减弱，吞咽功能困难等，使得食物选择和摄入受到影响；伴随老年人胃肠蠕动能力减弱、胃酸分泌减少、胃肠道菌群失调等均可影响营养物质的吸收和利用。因此，老年人群成了营养不良的高危人群之一。

（二）老年人对营养需求的改变

随着正常衰老过程中的食欲减退以及食物摄入方面的生理性减少，老年人的能量消耗量也相应降低，对碳水化合物的耐受能力下降，蛋白质摄入减少，尤其是优质蛋白质的摄入受限，对脂肪的摄入比例增加，长此以往会导致营养素摄入比例不合理及蛋白质－能量营养不良。另外随着年龄增长，老年人渴觉功能减退，主动喝水的意识缺乏，容易引起机体脱水。

（三）疾病及药物的影响

急性或慢性病的演变过程通常是影响老年人营养不良的常见因素。据调查，平均每个多病共存的老年人每日不同的时间需服用 3 种或更多的不同药物，这些药物常常影响食欲、味觉和嗅觉及营养吸收、代谢和分泌，从而影响机体营养状况，导致营养不良。

（四）社会心理的改变

随着身体机能的下降，大多数老年人对社会的贡献减少，固定收入降低，社会交际圈狭窄，性格逐渐孤僻、固执、认知功能减退等，在饮食保健方面易受广告宣传和时尚保健食物的影响，导致老年人在营养物质的选择上存在主观片面的认识，存在较大的营养不良风险。

三、老年营养不良的临床表现

老年营养不良最主要的临床表现是老年营养不足、营养过剩或营养失衡。

（一）营养不足

营养不足主要是由于老年人咀嚼功能差，消化、吸收功能减退及进食量少等原因导致能量蛋白质及其他营养素的摄入不足所致。研究证明，蛋白质—能量营养不良（PEM）及微量元素（多种维生素和矿物质）缺乏在老年人群中尤其多见。其中蛋白质—能量营养不良（PEM）是最常见的营养不良表现形式。常有三种典型症状：

1. 消瘦型

由长期能量供给不足引起。表现为：消瘦，皮下脂肪消失，皮肤无弹性，头发干燥易脱落，体弱乏力，萎靡不振等。临床上多见于肿瘤、神经性厌食、食欲减退、结核、慢性肠炎等患者。

2. 浮肿型

由长期蛋白质供给不足引起。表现为：周身水肿，眼睑和身体低垂部水肿，皮肤干燥萎缩，角化脱屑或有色素沉着，头发脆弱易断和脱落，指甲脆弱有横沟，无食欲，肝大，常有腹泻和水样便等。临床上多见于食管癌、肝癌、严重神经性厌食、重度感染、肠营养吸收不良症、肾病综合征、饥饿等患者。

3. 混合型

由长期的蛋白质、能量均供给不足引起。主要表现为以上两类营养不良相兼的共同特征，并可伴有其他营养素缺乏的表现。临床上多见于慢性营养不良的病人被急性的事件激发恶化及老年人多病共存的一系列疾病，因此，混合型营养不良是老年人最常见的营养不良表现形式。

（二）营养过剩

营养过剩一般是长期摄入过多的能量和脂肪所致，一般表现为超重和肥胖。营养过剩与很多疾病有关，如高血压、心脏病、2 型糖尿病、中风、胆囊疾病、睡眠呼吸综合征及某些肿瘤病。

营养过剩也可能是过度摄入脂溶性维生素和一些矿物质导致机体功能改变或受损，如维生素 A 过量摄入会引起肝脏损害。

（三）营养失衡

营养失衡是介于营养不足和营养过剩两者之间，营养失衡主要是由于各种营养素摄入比例不均衡所致，其表现多伴随疾病出现。临床上较为多见，如不均衡的肥胖、2 型糖尿病、痛风病等。

另外，水液代谢失衡也是老年人营养缺乏比较重要的临床表现。老年人脱水引起的水液代谢失衡比水分过多引起的水肿在临床上更多见。脱水被认为是营养不良一种形式，由液体摄入不足造成，在老年人中最为常见，有潜在的高风险。

四、老年营养不良的后果

由于老年人营养不良的发病率高，并常与各种慢性疾病并存，影响预后，增加医疗成本，最终造成不可逆的严重后果。

（一）老年营养不良对患者本人的影响

研究发现，老年营养不良的严重程度与机体结构和精神生理功能损害相对应。老年人如果长期严重的营养不良会影响骨骼肌、心肌、呼吸肌、胃肠道、体温调节以及其他器官功能，导致肌肉萎缩、跌倒、骨折、压疮、心衰、腹泻、免疫功能下降乃至死亡等。另外，老年人长期的特定微量营养素缺乏会导致焦虑和抑郁。

（二）老年营养不良对患者家庭的影响

据报道，家中有营养不良老人的家庭，其用于改善营养状况的花费比一般家庭高出一倍甚至更多。伴随长期的营养不良及危险因素的增加，使家庭照料的时间和精力都会相应增加，家人的心理负担也将会随之加大。

（三）老年营养不良对社会的影响

由于我国对老年营养问题的关注起步晚，发展缓慢，以及临床营养学科的不太完善。临床医生及临床营养师对老年营养问题的知晓率，对营养筛查、营养评估及营养计划的制定等都显得经验不足，导致老年营养不良的患者住院时间延长、医疗费用增加、生活质量下降、死亡率增加。

五、老年营养评估的目的及意义

随着老年人生理机能的退行性改变，老年人营养不良的发生率偏高，对患者本人、家庭及社会造成了沉重负担，因此，及早地对老年人群进行营养筛查与评估显得尤为重要。运用老年人营养筛查和评估方法，及时发现老年人有无营养不良风险、营养不良的危险程度，为医护人员对老年人营养不良的医疗及营养干预提供依据，根据营养风险进行定时监测、做好营养宣教，对存在营养不良的老年人进行科学有效的营养干预，从而提高老年人的生活质量，降低老年营养不良的发生率。

六、老年营养评估工具及使用方法

在我国标准化临床营养工作流程中提到，患者入院进行营养筛查与评估是临床营养诊疗、营养干预的首要前提。营养评估的关键就是如何正确地使用各种营养评估方法及各类营养评估量表。

（一）常用的营养评估方法

在营养筛查量表和评估量表提出并运用以前，我国主要通过人体测量、生化及实验室检查、临床检查及膳食调查等多项方法来判定人体的营养状况，确定营养不良的类型及程度，估计营养不良所致后果的危险性，监测营养支持的疗效。

1. 临床检查

运用临床检查来评估老年人的营养状况是多方面的，通常通过病史采集和体格检查来发现患者是否存在营养不良。其中病史采集包含疾病史、用药史、精神史及生理功能评估等；体格检查则通过判断老年人体内脂肪、肌肉萎缩程度、皮肤弹性情况及有无水肿等营养不良的特征性表现，来判别营养不良的程度。

2. 人体测量

人体测量是一种较容易获得，能反映老年人营养状况的方法。通过无创性操作来了解机体的脂肪、肌肉储备情况，从而更好地判断营养不良、监测营养治疗及提示临床预后。人体测量的指标包括身高、体重、BMI值（体质指数）、皮褶厚度、各种围度及人体成分测量等。值得注意的是，由于老年人机体组成发生改变，这些指标在老年人营养状况评估中存在一定的局限性。

（1）身高的测量方法

①直接测量法：测定时患者赤足，足底与地板平行，足跟靠紧，足尖外展 $60°$，背伸直，上臂自然下垂。测量者将标示与颅顶点接触，读数记录，以 cm 为单位。

②间接测量法：当老年人存在驼背、肌肉萎缩或其他疾病因素而影响身高的测量时，可采用膝高测量：屈膝 $90°$，测量从髌骨中点（pc）至地面的垂距，用下述公式计算出身高。国内推荐公式如下：

男性身高（cm）＝62.59＋［0.01×年龄（岁）］＋［2.09×膝高（cm）］
女性身高（cm）＝69.28＋［0.02×年龄（岁）］＋［1.50×膝高（cm）］

（2）体重的称量方法：测量前应用标准砝码检验和校对电子体重计的准确度和灵敏度。被测者清晨空腹，排空大小便，穿单衣裤立于体重秤中心，读数记录，以千克为单位。如需称量长期卧床不起的老年人时，可采取卧床病人专用秤、轮椅体重秤、主观估量等方法进行称量。

（3）体质指数：体质指数（Body mass index，BMI）被公认为是反映蛋白质－能量营养不良以及肥胖症的可靠指标。其计算公式为：$BMI＝［体重（kg）］/［身高（m）］^2$。世界卫生组织（WHO）和我国的 BMI 评定标准见表6－7。

表 6-7 体重指数（BMI）的评定标准

WHO（世界卫生组织）标准		中国标准	
等级	BMI 值	等级	BMI 值
肥胖Ⅲ级	>40	肥胖	≥28.0
肥胖Ⅱ级	30～40	超重	24.0～27.9
肥胖Ⅰ级（超重）	25～29.9	正常值	18.5≤BMI≤23.9
正常值	18.5≤BMI≤25	体重过低	<18.4
蛋白质～热能营养不良Ⅰ级	17.0～18.4		
蛋白质～热能营养不良Ⅱ级	16.0～16.9		
蛋白质～热能营养不良Ⅲ级	<16.0		

由于老年人脊柱生理性弯曲无法测量出准确的身高，因此在老年人群中使用 BMI 值的敏感度不佳。

（4）各种围度测量法：测量法包括三头肌皮褶厚度（triceps skinfold thickness，TSF）测量、上臂围（mid-upperarm circumference，MAC）测量、腰围（waist circumference，WC）、臀围（hip circumference，HC）和小腿围（calf circumference，CC）测量等。其中，在卧床老年人中，测量上臂围（MAC）和小腿围（CC）被认为能有效评估老年人的营养状况。

3. 生化及实验室检查

生化及实验室检查是通过测定血浆蛋白、氮平衡、肌酐身高指数及免疫功能评定等来评估老年人是否存在营养不良风险。其中血清白蛋白、前白蛋白、淋巴细胞总数、转铁蛋白和视黄醇结合蛋白是已被公认为营养评定的实验室指标。其中血清白蛋白能有效反映疾病的严重程度和预测手术的风险，但由于半衰期较长，一般 2～3 周，因此反应营养状态的敏感性差。而由于前白蛋白半衰期约为 2 天，在蛋白质的急性改变方面较白蛋白更为敏感，目前已成为评价营养状况和监测营养支持效果的一个重要参考指标。

4. 膳食调查

膳食调查方法是通过称重法、24h 回顾法、食物频率问卷法和记账法等来了解老年人的饮食结构。几种方法各有特点，食物频率问卷法可以反映群体及个体的食物摄入情况，比较适用于研究膳食与健康的关系；而要评估个体和群体的食物和营养素的摄入量则以 24h 回顾法和记账法为好，如果条件允许可以采用称重法。

（二）老年营养不良评估量表

常用的营养量表一般分为两种类型，即营养筛查量表和营养评估量表。其中营养筛查量表的用途是对患者营养状况的初筛，进而根据筛查结果，确定是否需要进行营养评估或营养干预。营养评估量表的用途是对患者营养状况的全面评估，结合患者病情记录、人体测量、生化及实验室指标、膳食调查来评估患者是否存在营养不良或营养不良风险，再根据营养评估结果为临床医生和营养医师确定是否提供营养支持的依据。

结合老年人的特殊情况，常用的老年营养筛查与评估量表有微型营养评价量表（Mini Nutritional Assessment，MNA）及（MNA short form，MNA-SF）、营养风险筛查量表

（Nutritional Risk Screening 2002，NRS2002）、主动营养筛查量表（Nutrition sreening initiative，NSI）、主观全面营养评定量表（Subjective Global Assessment，SGA）等。

1. 微型营养评价量表

微型营养评价量表（Mini Nutritional Assessment，MNA）是 1994 年代初由瑞士的 Guigoz Y 提出的，包括营养筛查和营养评估两部分，分别由人体测量、整体评定、膳食问卷和主观评定等 18 项问题构成，共 30 分。营养筛查部分设有 6 项问题，共 14 分，当筛查分数≤11 分时，需继续完成营养评估部分。营养评估部分共 12 项问题，共 16 分，当评估部分分数加上筛查部分分数后，总分＜17 分为营养不良；17 分～23.5 分为存在营养不良风险。2003 年它被欧洲肠外肠内营养学会（ESPEN）推荐进行老年人的营养评估。

但由于 MNA 内容较多，实际操作费时。为节省时间，美国 UCLA 的 Rubenstein LZ 等人将在 MNA 的基础上设计了（MNA short form，MNA－SF），筛选了 6 条最重要的项目进行评价，于 2001 年报告了这一研究结果的可行性。但由于老年人的特殊性，在运用 MNA 评估时，老年人的身高和体重的测量有时难以完成，从而使 BMI 数据无法获取。鉴于此，国际 MNA 小组的 Kaiser 等人又对美国 UCLA 设计的 MNA－SF 进行了改进，在 MNA－SF 的 6 条项目上增加了可选择的条目：小腿围（calf circumference，CC），形成了新版的 MNA－SF，与 2009 年报告出这一修订结果，使不能站立或不能称得体重的老年人更便于使用。新版的 MNA－SF 其表格见表 6－8。

表 6－8　简易微型营养评价（MNA－SF）量表

A	过去三个月内有没有因为食欲不振、消化不良、咀嚼或吞咽困难而减少食量？ 0＝食量严重减少 1＝食量部分减少 2＝食量没有减少	● 在过去 3 个月，您吃的比正常少吗？ √ 如果"不是"，计 2 分 ● 如果"是"，继续询问： 是因为食欲不振、消化不良、无法咀嚼或吞咽困难吗？ ● 如果"是"，继续询问：你比以前吃的只少一点还是远远少于以前？ √ 如果"只少一点"，计 1 分 √ 如果"远远少于"，计 0 分
B	过去三个月体重下降的情况？ 0＝体重下降大于 3kg 1＝不知道 2＝体重下降 1～3kg 3＝体重没有下降	● 您有没有在过去 3 个月努力的减肥？ ● 您的裤腰变的宽松了吗？ ● 您认为你已经失去了多少重量？ ● 多于或少于 3kg？ 虽然超重的老年人减肥可能是适当的，但体重降低也可能是由于营养不良。 当删除体重降低的问题时，MNA 会失去其敏感性，因此，即使是因为超重必须减肥的患者也必须询问此问题。
C	活动能力？ 0＝需长期卧床或坐轮椅 1＝可以下床或离开轮椅，但不能外出 2＝可以外出	● 如何描述您活动能力？ ● 是否需要别人的协助才能从床或椅子离开，或坐在轮椅上？ √ 如果"需要"，计 0 分 ● 是否能够离开床或椅子，但不能离家外出 √ 如果"是"，计 1 分 ● 是否能够离家外出？ √ 如果"能"，计 2 分

D	过去三个月内有没有受到心理创伤或患急性疾病？ 0＝有 2＝没有	● 你最近觉得压力大吗？ ● 你最近得了严重的疾病吗？
E	精神心理问题？ 0＝严重痴呆或抑郁 1＝轻度痴呆 2＝没有精神心理问题	● 你有过长期或严重悲伤的情绪吗？ 病人的护理人员，护士或医疗记录可以提供有关（痴呆症）患者的精神心理问题状况的信息
F1	体质指数 BMI（kg/m²）？ 0＝BMI 低于 19 1＝BMI 在 19～21 之间 2＝BMI 在 21～23 之间 3＝BMI≥23	● 在计算 BMI 之前，先记录身高和体重 ● 可使用 MNA 工具中的 BMI 计算表查询 ● 如特殊情况，不能取得 BMI，可以 F2 替代
F2	小腿围 CC（cm）？ 0＝CC 低于 31cm 3＝CC≥31cm	● 针对卧床昏迷的患者 ● 卷起裤腿，露出左侧小腿 ● 仰卧位，左膝弯曲 90°角 ● 测量最宽的部位 ● 记录值需要精确到 0.1cm 重复测量三次，取平均值，误差应在 0.5cm 内

结果判定：12～14 分，营养正常； 8～11 分，有营养不良风险； 0～7 分，营养不良。

由于 MNA 营养评估量表项目详细，概括面广，更适用于做科学研究，而 MNA-SF 快速、简单、易操作，比较适合临床使用，尤其适合老年患者人群的营养评估。研究证明，微型营养评价量表还可用于预测健康结局、社会功能、病死率、就诊次数和住院费用等。

2. 主动营养筛查量表

主动营养筛查量表（Nutrition sreening initiative，NSI）是 20 世纪 90 年代美国膳食协会编制的，目标是提高老年人健康的营养成本—效益，促进老年人常规营养筛查。NSI 主要关注的是有明确营养风险的老年人并改善他们的营养状况，用于提高老年人对自身营养状况的认识并促使常规营养筛查。NSI 见表 6-9。

表 6-9 主动营养筛查量表（NSI）

阅读下面的内容，如果你或你熟悉的人存在下述问题，在"是"栏的分值上画圈。对每个"是"的答案积分，然后相加得出你的营养分数。

问题	分值
○我有一种或以上的疾病使我的摄食种类和（或）数量发生改变	2
○我每天吃饭少于两餐。	3
○我几乎不吃蔬菜、水果和奶制品	2
○我几乎每天喝 3 次或以上啤酒、烈酒和红酒	2
○我有牙齿或口腔问题导致我进食困难	2
○我不是总有足够的钱买我需要的食物	4

续表

问题	分值
○我许多时候一个人吃饭（没有陪伴）	1
○我每天要吃 3 种或以上的处方或非处方药物	1
○近 6 个月我减少或增加 10 磅（1 磅＝453.6g）体重，而这并不是我想要的	2
○从身体上来说我不能总是自己购物、煮饭或自己吃饭	2
总分	
你的营养评分，如果是：	
0～2 分	好！6 个月后重新核对你的营养评分
3～5 分	你有中等程度的营养风险。看看做什么改善您的饮食习惯和生活方式。可寻求老年支持办公室、老年营养项目、老年活动中心或健康部门提供帮助。3 个月后重新核对您的营养评分
6 分及以上	你存在高度的营养风险。请在看医生、营养师或其他专业的健康及社会服务人时带上这份量表，与他们讨论你存在的问题，并寻求帮助，以改善你的营养健康

　　NSI 内容简短、容易记分，可准确识别社区老年人是否存在营养不良的危险状况，但它不是一个临床诊断工具，不能代替对营养状况的综合评估。

　　3. 营养风险筛查量表

　　营养风险筛查量表（NRS2002）是欧洲肠外肠内营养学会（ESPEN）提出并推荐使用的营养筛查工具，包括四个方面的评估内容，即人体测量、近期体重变化、膳食摄入情况和疾病的严重程度。NRS2002 评分由三个部分构成，包括营养状况评分、疾病严重程度评分和年龄调整评分，三部分评分之和为总评分（若 70 岁以上加 1 分）。总评分为 0～7分，若 NRS2002 的评分≥3 分，可确定患者存在营养不良风险。NRS2002 量表突出的优点在于能预测营养不良的风险，并能前瞻性地动态判断患者营养状态变化，便于及时反馈患者的营养状况，并为调整营养支持方案提供证据。因此，NRS2002 量表常被护理人员用于筛查社区和疗养院老年人营养危险状态的专业工具。不过，在对大规模老年人群（包括体形改变的老年人，卧床老年人等）运用该量表时，BMI 的获得方法（即如何准确获得老年人的身高和体重）需要根据实际情况调整。

　　4. 主观全面评定法

　　主观全面评定法（Subjective Global Assessment，SGA）是 Detsky 在 1987 年首先提出的，是一种主观的评估方法。最初 SGA 是用于评估住院病人术后营养状况，但后来也用于评估老年人的营养状况，它不需生化分析，医务人员通过询问病人病史和简单的体检而综合评估病人的营养状况。该量表无具体的评分标准，只是综合所评估内容的指标，将营养状况分成营养良好，轻中度营养不良和重度营养不良（如表 6－10）。

表 6-10　主观综合评定法（SGA）量表

指标	A 级	B 级	C 级
1. 近 2 周体重改变	无/升高	减少<5%	减少>5%
2. 饮食改变	无	减少	不进食/低能量流食
3. 胃肠道症状（持续 2 周）	无/食欲不减	轻微恶心、呕吐	严重恶心、呕吐
4. 活动能力改变	无/减退	能下床走动	卧床
5. 应激反应	无/低度	中度	高度
6. 肌肉消耗	无	轻度	重度
7. 肱三头肌皮褶厚度	正常	轻度减少	重度减少
8. 踝部水肿	无	轻度	重度

　　SGA 在很大程度上依赖评估者对有关指标的主观判断，如在体重减轻、肌肉萎缩、饮食方式等项目中主观因素占主导地位，而无客观评估指标和标准，由此降低了它的特异性和准确性。

　　总之，以上常用的老年人营养不良评估方法及评估量表能有效地筛查和评估出将要发生营养不良或已经处于营养不良危险状况的老年人，是辅助临床人员对老年人营养评估的有效工具，能有效地帮助医护人员和各医疗机构建立相应的营养支持治疗方案和干预方法。但由于老年人群的特殊性，如何更科学、更合理、更人性化的对老年人进行定期营养筛查与评估，还有待我们持续探索和研究。

七、老年营养评估结果及临床应用

　　当医务人员或营养师们在对医院或社区老年人进行营养筛查和评估后，对不同的评估结果进行汇总，即可将评估结果分为三类：营养状况正常、存在营养不良风险、营养不良（轻度营养不良、中度营养不良、重度营养不良）。然后根据不同的结果进行不同的营养干预。

　　1. 营养宣教

　　结合老年人的营养评估结果，进行相应的营养知识的宣传和营养专题讲座。采取的形式可以一对一进行营养咨询：如各类疾病的饮食指导，膳食的食谱指导及健康计划书的编制等；也可以是专题讲座，针对不同人群进行相应的营养讲授。

　　2. 营养支持

　　营养支持是营养干预中最有效的一种形式。它需要临床营养师对老年患者的全面了解，进行细致的营养评估，结合患者生理或病理特点，给予相适应的营养干预方案。老年营养支持需要遵循"先评估后应用"、"肠内营养优先"、"肠内营养联合肠外营养"、"发挥药理营养素的治疗作用"以及"严密监测，预防并发症"等五个原则。

【案例】

　　患者王某，女，87 岁，退休建筑工人，住院号：xxxx，主要诊断：冠状动脉粥样硬化性心脏病。入院后，请营养师进行营养评估，其内容如下：人体测量：身高 159cm，体重 47kg，上臂围 25cm，小腿围 30cm。临床检查：患者近三个月体重有下降，但具体不详；牙齿部分脱落，咀嚼功能差；全身皮肤完好，四肢肌肉轻度萎缩，腿脚不利，不能随意外出；有轻度的记忆力减退但精神尚可，近日病情稳定。膳食调查：患者平日饮食规律，一日三餐能独立完成。每日膳食内容：主食 150g，鸡蛋 1 个，牛奶 1 杯，动物性食物 80g，蔬菜 200g，水果 50g，油脂 15g，其余饮水 500ml。因牙齿咀嚼功能差而少食瘦肉类食物，因怕咯刺而忌食禽、鱼肉类，因此患者平日动物性食物以肥肉为主。另因疾病原因长期服用三种或以上药物。问卷调查：患者对自我的营养状态不能确定，但自我感觉比同龄人好一些。

【思考题】

1. 老年营养不良的临床表现有哪几种类型？
2. 请用 MNA-SF 量表对此患者进行营养评估。

（邱利梅　毛永珍　王利仙）

第五节　尿失禁的评估及管理

尿失禁是老年人常见疾病之一。据不完全统计，我国尿失禁发病率为 18%～53% 不等，50 岁以上女性发病率高达 60%，女性尿失禁是男性的 5 倍。尿失禁能得到及时治疗的不到 20%，而 80% 以上的尿失禁患者，他们很多完全可以治愈并恢复正常生活，但因得不到及时治疗，延误了康复时机。尿失禁可以发生在任何年龄及性别，尤其是女性及老年人。尿失禁除了让人身体不适外，更重要的是它会长期影响患者的生活质量，严重影响患者的心理健康，因此尿失禁常被称为"比死亡还痛苦的社交癌"。

一、老年尿失禁定义

尿失禁是不能自主控制排尿而引起的一种临床症状。老年性尿失禁是老年人各种原因所致尿失禁的总称，发病率高，严重影响老年人生活质量。由于老年人常常发生尿失禁，人们常常认为尿失禁是衰老过程中不可避免的自然结果，是年龄增大自然而然发生的衰老表现。事实上，尿失禁不是衰老的正常表现，也不是不可逆的。

二、老年尿失禁常见的病因及分类

无论哪一个年龄段，控尿功能不但依赖于下泌尿道功能，神经支配的完整性，以及盆底肌、膀胱颈、后尿道周围筋膜和韧带对尿道的支持，同时也与泌尿系统外的因素如精神状态、四肢的活动能力有关。老年人常伴有活动不便、反应缓慢、年龄相关的下泌尿道解剖和功能改变，并易患一些影响神经生理完整性的疾病。以上原因是老年人发生尿失禁的易发因素。尿失禁可以根据临床症状的持续时间、临床表现或生理上的异常进行分类。尿失禁根据临床表现特征分为以下几类。

（一）充盈性尿失禁

充盈性尿失禁是由于下尿路有较严重的机械性（如前列腺增生）或功能性（直肠内粪块嵌塞）梗阻，膀胱内存尿过多使膀胱过度膨胀，不能自觉正常排尿，尿液被迫呈点滴状外溢。

（二）急迫性尿失禁

老年人泌尿系炎症可造成逼尿肌反射，使膀胱收缩而产生急迫性尿失禁，这种尿失禁是暂时性的，待炎症控制后尿失禁情况也会好转；此外，老年妇女的无菌性尿道炎合并萎缩性阴道炎时，也可引起急迫性尿失禁。

（三）神经性尿失禁

正常人的排尿是通过神经反射来完成的。当患有严重脑动脉硬化、脑中风、脑肿瘤及颅内感染等疾病时，大脑皮层失去管制排尿功能，则发生尿失禁。据统计，约80%的老年人尿失禁属此类。此外，位于骶椎以上的脊髓病变时，可导致排尿反射功能丧失，进而发生神经性尿失禁。

（四）应力性尿失禁

由于膀胱颈括约肌老化松弛，此时若有腹部压力增高，膀胱内压力超过膀胱出口及尿道阻力，即可使尿液外溢。如咳嗽、大哭、快步走等增加腹部压力时则发生尿失禁，多见于膀胱膨出、子宫脱垂的老年经产妇女。

（五）无阻力性尿失禁

无阻力性尿失禁是由于尿道阻力完全丧失，膀胱内不能储存尿液，患者在站立时尿液由尿道流出。

三、老年尿失禁危险因素及发生机制

正常的排尿和随意控制与一系列复杂的生理性反应有关。随着膀胱充盈，膀胱壁牵张感受器向骶尾部脊髓发出信号，膀胱容量达临界值时，脊髓反射（排尿反射）刺激膀胱排空。排空过程由逼尿肌节律性收缩及尿道外括约肌松弛来完成。排尿随意控制由大脑皮质的神经元回路抑制排尿反射来完成。随意控制需要个体注意膀胱排空阈值，避免在达到阈值前排尿，形成尿失禁，也就是说，要感觉膀胱充盈的程度，抑制反射性收缩，直到需排尿的程度。在无抑制的膀胱收缩或咳嗽、喷嚏引起的压力骤增时还需闭合尿道以防止尿失禁。随意排空膀胱的能力在维持随意控制方面也具有重要意义。以上各环节在适当时候不能正常发挥作用，即可出现尿失禁。

（一）老年尿失禁的危险因素

很多因素可以导致或加重尿失禁，常见危险因素如年龄、绝经女性、超重与肥胖、疾病因素、社会心理因素、药物因素、不良习惯、认知障碍、活动受限等。

（二）老年尿失禁发生机制

1. 逼尿肌反射减弱或无反射

老年人尿失禁时，由于逼尿肌反射减弱或无反射多见于脊髓损伤或脑部病变后的休克期，表现为无张力性膀胱，导致尿失禁。

2. 逼尿肌反射亢进

老年人尿失禁时，逼尿肌反射亢进是最常见的尿动力学异常，主要原因可能与休克期和休克期过后逼尿肌反射由减低或消失转变为亢进有关。

3．尿道外括约肌无自主收缩

老年人尿失禁时，尿道外括约肌可发生无自主收缩，在逼尿肌不自主收缩时，尿道外括约肌无相应的保护性收缩，而发生反射性的功能抑制，尿道括约肌松弛，肌电活动消失。

4．逼尿肌－－尿道外括约肌协同失调

老年人尿失禁时，逼尿肌—尿道外括约肌协同失调主要指在逼尿肌自主收缩时出现无相应的尿道括外约肌保护性收缩，导致尿失禁。

四、老年尿失禁的后果

发生尿失禁后严重影响患者身心健康，生活质量。

（一）老年尿失禁导致心理障碍

严重的尿失禁导致老年人身上常常伴有尿臭味。身上难闻的异味使老年人羞于站在人前，害怕与人交往，故而尽量减少与他人的接触机会，长此以往会造成交往心理障碍，形成所谓"社交癌"。

（二）老年尿失禁引发多种并发症

老年尿失禁常易引发阴部湿疹、溃疡、压疮、阴道炎、尿路感染、膀胱结石、肾脏受损等多种并发症。尿失禁患者往往排尿后会觉得尿道口刺痛不适，这是因为女性尿道离阴道很近，长期尿失禁会诱发阴道炎症。有些老年人为了防止尿失禁而少喝水，导致膀胱尿酸增高，非常容易造成膀胱结石。严重的尿失禁还可引发膀胱输尿管反流、肾积水合并感染、尿毒症等而危及生命。

五、老年尿失禁评估的目的及意义

（一）老年尿失禁评估的目的

评估老人尿失禁程度，判断其生活自理能力，依据评估结果制定治疗和护理计划，同时通过评估评定治疗效果。

（二）老年尿失禁评估的意义

通过询问病史了解症状，评估引起患者尿失禁的各种原因，了解患者的排尿功能和预后相关的影响因素，指导医生、护士选择干预措施，最终使患者恢复健康或维持目前的健康状态，提高老年人的生存质量。

六、老年尿失禁评估工具及使用方法

（一）尿失禁的评估量表

常用的评估量表有国际尿失禁咨询委员会尿失禁问卷表简表和老人失禁评估总表。

1．国际尿失禁咨询委员会尿失禁问卷表简表

常用的尿失禁问卷表简表（ICI－Q－SF）见表6－12。

表 6-12　国际尿失禁咨询委员会尿失禁问卷表简表 (ICI-Q-SF)

序号	评估项目	评估内容		评分	得分
1	你的出生日期	年　　月　　日			
2	性别	男　　女			
3	你遗尿的次数	从来不遗尿		0	
		一星期大约遗尿 1 次或经常不到 1 次.		1	
		一星期遗尿 2 次或 3 次		2	
		每天大约遗尿 1 次		3	
		一天遗尿数次		4	
		一直遗尿		5	
4	在通常情况下你的遗尿量是多少（不管你是否使用了防护用品）	不遗尿		0	
		少量遗尿		2	
		中等量遗尿		4	
		大量遗尿		6	
5	总体上看，遗尿对你日常生活影响程度如何？	请在 0（表示没有影响）——10（表示有很大影响）之间的某个数字上画圈		0 1 2 3 4 5 6 7 8 9 10	
6	什么时候发生遗尿？（请在与你情况吻合的空格内画钩）	从不遗尿 在睡着的时候遗尿 在活动或体育运动时遗尿 在没有明显理由的情况下遗尿 未能到达厕所就会有尿液漏出 在咳嗽或打喷嚏时遗尿 在排尿完和穿好衣服的时候遗尿 在所有时间内遗尿			

评价：把第 3～5 个问题的分数相加为总分。0 分，无症状，不需要任何处理；1～7 分，轻度尿失禁，不需要佩戴尿垫，在医师或康复师指导下进行自控训练。8～14 分，中度尿失禁，需要佩戴尿垫，可进行物理治疗或手术治疗。15～21 分，重度尿失禁，严重影响正常生活和社交活动，到专科医院或老年病医院系统治疗。

2. 老人失禁评估总表

常用的老人失禁评估总表见表 6-13。

表 6-13　老人失禁评估总表

直接因素评估：评价老人的失禁状况，并确定相应的护理措施。

项目	评估内容描述	级别	判定
排泄控制	自主排泄，并能保持清洁	A	
	有意识，偶尔小便失禁，但可自行如厕，或者经常小便失禁但使用纸尿裤	B	
	无意识，小便完全失禁或大小便失禁，完全依赖纸尿裤或使用导尿管	C	

间接因素评估：评价失禁相关的状况，情况越差，需要的协助越多，护理员投入的工作量、时间以及关注也越多。

项目	评估内容描述	分值	得分
修饰/灵巧性	自行完成穿脱衣服、擦拭、刷牙、剃须等动作	0	
	可自行完成以上动作，但不能整洁到位，需协助下完成	10	
	完全需要帮助	20	
活动能力	独立行动，能自主如厕	0	
	使用安全保护或辅助用具协助完成，如厕时需要一定协助	10	
	不能行动或完全需要帮助，卧床	20	
液体摄入	适当的饮水量 1200 毫升≤每天总计或 4 次≤每天饮水	0	
	饮水量 800 毫升≤每天总计<1200 毫升或 2 次≤每天饮水<4 次	10	
	确诊为脱水，饮水总计<800 毫升或每天饮水≤1 次	20	
与失禁有关的药物	没有服用影响尿控能力的药物	0	
	服用了恢复尿控能力的药物	−10	
	服用了可能影响尿控能力的药物，如利尿剂、镇静剂、a 阻滞剂	10	
皮肤	皮肤健康完好	0	
	皮肤轻度敏感/有压疮/红肿/溃烂	10	
	皮肤严重敏感，有发炎、破损、溃烂等	20	
认知能力	反应灵敏并正常交谈	0	
	有一定沟通障碍，但是可以通过工具表达自己	10	
	严重沟通障碍，基本不能表达	20	
对尿控的关注	坦然接受、愿意接受帮助并希望改善	0	
	不太关心失禁问题，认为随便处理即可	10	
	对失禁无意识或完全不关注，或有自卑心理	20	
对如厕设施的使用	非常完善，如厕电铃、马桶旁扶手、防滑走道、如厕指示牌、如厕协助等齐全	0	
	比较完善，上述内容不太齐全，但是基本需求已经满足	10	
	不太完善，上述内容不齐全，不能满足老人们如厕的基本需求	20	
	合计得分　　结果判断		
直接因素级别与间接因素得分结合	A 级，密切关注身体情况，保持现状，无须失禁护理 B 级，且得分≤30　失禁三级护理 B 级，且 30<得分≤60　失禁二级护理 B 级，且得分 > 60　失禁一级护理 C 级，且得分≤30　失禁二级护理 C 级，且得分>30 分，失禁一级护理		

根据评估综合得分确定该老人需要的失禁护理级别

（二）尿失禁的临床评估

对于老人尿失禁的评估，除了国际尿失禁咨询委员会尿失禁问卷表简表（ICI－Q－SF）、老人失禁直接因素和间接因素评估外，还应注意患者的泌尿外科症状，如尿失禁产生的诱因、尿失禁发生时有无尿频、尿急等伴随症状、有无反复泌尿系感染、有无膀胱刺激综合征的相关症状、有无持续漏尿、是否使用卫生垫等。根据情况选用相应的辅助检查，包括尿液检查、肾功能检查、膀胱逆行造影、测量残余尿量、压力诱发试验、饮水及排尿日记、尿垫试验等。

（三）排尿日记

老年人很难准确表述其排尿症状的特点，排尿日记能客观记录病人规定时间内的排尿情况，其中包括一天排尿的次数、每次排尿的时间、排尿量。每天饮水时间、饮水量、每次有没有尿失禁的情况。这个日记至少要记 3 天以上。

常用的饮水及排尿日记记录表见表 6－14。

表 6－14 饮水及排尿日记记录表

时间＼日期	年　月　日					
	进水量	漏尿	自排	导尿	尿失禁及伴随症状	其他

说明：

1. 进水量包括水、汤、果汁、粥、麦片、其他饮品，每日总量不超过 2000ml。

2. 临睡前 3 小时不饮水。

3. 自主排尿量请在"自排"栏上填上容量。

4. "漏尿"：尿湿裤子、尿湿床单、尿湿尿片，请在"漏尿"栏上填上＋、＋＋、＋＋＋。

5. "其他"：如尿中带血（▼）、尿有臭味（※）、混浊（●）、有沉淀物（◆）、插尿管有困难（⊙）、发热（×）等，请在"其他"栏上填上症状符号。

（四）尿垫试验

推荐 1 小时尿垫试验（国际尿控学会推荐方案），即使用尿垫，观察 1h 内漏尿导致尿垫重量增加的情况。患者试验开始 1 小时内不排尿，试验前预先放置称重的干燥尿垫。

试验初期 15 分钟内，病人喝 500 毫升白开水，卧床休息。以后的 30 分钟，病人行走，上下台阶。再以后 15 分钟，病人应坐立 10 次，用力咳 10 次，跑步，拾起地面 5 个小物体，再用自来水洗手 1 分钟。在试验 60 分钟结束时，将放置的尿垫称重，要求病人排尿并测尿量。

评估结果判断：①尿垫增重＞1g 为阳性；②尿垫增重＞2g 时注意有无称重误差、出汗和阴道分泌物；③尿垫增重＜1g 提示基本干燥或实验误差。

（五）棉签试验

用于判断女性尿道下垂程度。截石位，消毒后于尿道插入一根 4cm 长的棉签。正常女性腹壁放松时，棉签与水平线的夹角约-5°到+10°之间。屏气后棉签保持原位置，表示尿道与膀胱解剖关系正常。静止和应力状态下棉签活动角度超过 30°，则表示后尿道下垂。

七、老年尿失禁评估的结果及临床应用

分析评估资料评价患者尿失禁严重程度和病因。如果因疾病或药物因素导致尿失禁的发生，首先处理这些问题。轻中度的尿失禁可以通过药物和盆底训练、膀胱训练等行为治疗得到完全的康复。对较严重的尿失禁，需要多学科团队共同会诊处理。

（一）尿失禁评估结果判断

依据国际尿失禁咨询委员会尿失禁问卷表简表及生活质量问卷得分分为轻度尿失禁、中度尿失禁、重度尿失禁三类。

1. 轻度尿失禁

轻度尿失禁，尿失禁问卷得分 1~7 分，失禁 B 级，失禁评估 30 分以下。此类老人需密切关注身体情况，保持现状，无须失禁护理。此阶段不影响日常生活，只有在特殊情况时才会有尿失禁的困扰。譬如：做需加大腹压的强烈运动、激烈运动时或在大声笑时才出现尿失禁的问题，因此基本上不影响主要生活。

2. 中度尿失禁

中度尿失禁，尿失禁问卷得分 8~14 分，失禁 B 级，失禁评估 30~60 分，或失禁 C 级，失禁评估≤30 分，给予失禁级三~二级护理。此阶段会出现日常生活的某些不便，如咳嗽或腹部稍微用力就会出现尿失禁问题，可能需要垫护垫、卫生棉或尿失禁裤来保持干爽和便于参加社交活动。

3. 重度尿失禁

重度尿失禁，尿失禁问卷得分 15~21 分，失禁 B 级，失禁评估 60 分以上，或失禁 C 级，失禁评估 30 分以上。患者日常生活会受到非常大的限制，心理也会受到影响。有的患者意识丧失或严重失能，有的患者小便完全失禁或大小便均失禁，完全依赖纸尿裤或使用导尿管，重度尿失禁大多需要选择手术治疗。

（二）尿失禁护理

1. 健康教育

目前我国对尿失禁的预防、治疗的知识宣传远远不够，尤其是文化素质较低的老年妇女对尿失禁的相关知识更为缺乏，就诊意识淡薄，因此采取各项措施改变人们对尿失禁的认识刻不容缓。护士一方面要进行疾病相关知识宣教，指导病人养成良好的卫生习惯，另一方面要指导老年女性进行有效的功能锻炼，教授改善尿失禁的技巧，提高他们的生活质量。

2. 心理护理

护理人员应该理解、尊重和关心老年人，注意保护其隐私。注意情绪变化，了解心理状况，给予体贴的照顾和安慰。提醒家属不要嫌弃老年尿失禁者，应该理解、关心老年

人，主动协助他们到户外参加力所能及的社交活动。

3. 饮食护理

尿失禁患者宜采用高蛋白质、高热量、高维生素的饮食；不要过分限制水分，白天足量饮水，每天 2000ml 左右，晚餐后限制饮水。注意不要一次大量饮水；不饮茶水和刺激性饮料。

4. 皮肤护理

尿失禁最大的危害是皮肤溃烂，发生压疮，继发感染。因此做好皮肤护理对尿失禁及卧床患者尤为重要。皮肤护理最具成效的预防性措施仍是减轻受压、变换体位、加强营养，同时注意皮肤的清洁、滋润和保护等几个方面。

（三）尿失禁老人的行为干预

1. 膀胱功能训练

膀胱训练适用于意识清楚，有尿意的急迫性尿失禁患者。目的是定期排空膀胱，维持膀胱功能，预防泌尿系感染。膀胱功能训练包括使用便器的习惯训练、饮水训练、指导患者使用骨盆底肌肉运动训练。在训练时要注意评估有无影响排尿的因素，如心理因素、排尿习惯、中枢神经系统疾病、泌尿系结石和肿瘤等；观察患者的排尿活动，如有无少尿、多尿、尿失禁、尿潴留等；在进行训练时要告知患者或家属膀胱功能训练的目的和方法，支持和鼓励患者配合并坚持。留置尿管患者，间断夹闭导尿管，逐渐延长放尿间隔时间直至每 4h 开放一次，使膀胱定时充盈和排空，促进膀胱功能的恢复。在训练时要做好观察训练效果并记录，限水的患者严格记录进水量。

2. 盆底肌训练

盆底肌训练适用于意识清楚，能理解指令的老人。

盆底肌肉锻炼的目的就是重建和加强盆底控制排尿的肌肉组织——提肛肌群，从而加强尿道外括约肌，使尿道关闭压升高，起到防治压力性尿失禁的作用。进行盆底肌训练时，要让患者知道此项练习的重要性和长期性；要教会患者正确进行肌肉收缩。

第一阶段：站立，双手交叉置于肩上，足尖呈 90°，足跟内侧与腋窝同宽，用力夹紧，保持 5 秒，然后放松。重复 20 次以上。如此反复进行，随时练习。

第二阶段：平躺，双膝弯曲。收缩臀部肌肉向上提肛。紧闭尿道、阴道和肛门，如忍尿或大便样。保持 5 秒，然后缓慢放松，5~10 秒后重复。运动的全程保持自由呼吸，其余肌肉放松。

在盆底肌训练过程中要注意以下几点：运动前先排空膀胱；饭后一小时较不适合执行此运动；在轻松、自然且没有压力的环境下练习；双腿、腹部与臀部的肌肉尽量不要收缩，运动的质比量更为重要，动作的正确与否是成功的关键。每天喝水量至少 1500ml~2000ml 以上；有阴道或泌尿系统感染时要暂停练习；运动时有不适要立即停止练习。

3. 排尿习惯的训练

排尿习惯的训练适用于对排尿有认知障碍的患者，主要从以下几个方面进行训练：首先要制定有针对性的排尿计划；其次要训练患者无论有无尿意，应遵守在规定时间内排空膀胱；最后须根据患者训练情况及时调整计划，对患者行为的改善及时给予反馈。

4. 间歇性导尿

间歇性导尿适用于残余尿量过多或无法自行解出小便的尿失禁老人。

（四）尿失禁临床干预的效果评价

通过对尿失禁老人开展评估治疗与护理后，老年人能主动参与治疗活动；主诉尿失禁的次数减少；局部皮肤清洁、干燥；愿意并参与社交活动，提示尿失禁干预取得预期效果。

【案例】

陈婆婆，女75岁，二十多年前开始在咳嗽、大笑、打喷嚏、奔跑时尿液不自主地溢出，并随着健康状况的好坏而时轻时重。去年年底开始症状加重，询问过去史，得知陈婆婆自这个冬春季以来持续咳嗽长达4个月，漏尿症状有所加重。询问生育史，育有一子一女，女儿为产钳助产。妇科检查见子宫Ⅰ度脱垂。泌尿系统检查，膀胱内压正常，膀胱逼尿肌稳定。尿道压力测试：在膀胱充盈状态下，站立位可见随咳嗽尿液漏出，咳嗽停止后还见漏尿。

【思考题】

1. 根据上述资料，这位老年女性尿失禁的危险因素有哪些？
2. 这位老年女性患的是哪种类型的尿失禁？
3. 盆底肌训练如何进行？

（罗　丹　徐善英）

第六节　老年大便失禁的评估及管理

由于人口的老龄化，机体功能的衰退，肛门内括约肌松弛，老年大便失禁的发病率越来越高。

一、老年大便失禁的定义

老年大便失禁也叫肛门失禁，是指每天至少2次或2次以上不随意控制的排便和排气，粪便及气体不自主地流出肛门外，为排便功能紊乱的一种症状。老年大便失禁虽不直接威胁生命，但会造成病人身体和精神上的痛苦，严重地影响患者的生活质量。

二、大便失禁的分类

大便失禁的分类方法有多种，可按失禁的程度、性质、直肠感觉和病因等分类，也可以中医辨证分类，目前尚无统一的分类标准。

（一）大便失禁程度分类

1. 不完全性大便失禁

不完全性大便失禁是指患者能随意控制干的大便，但对稀的大便及气体失去控制能力。

2. 完全性大便失禁

完全性大便失禁是指患者肛门失去对干大便、稀大便和气体的控制能力，而导致有粪便黏液外流，污染内裤，使肛门持续潮湿、瘙痒，则称为完全性大便失禁。

（二）大便失禁性质分类

1. 感觉性大便失禁

感觉性大便失禁是指患者肛管括约肌的形态正常，但直肠下段感觉缺失，如脊髓或大脑中枢神经功能障碍而致的大便失禁；或因直肠顺应性过低、大便次数严重增多所引起的大便失禁。

2. 运动性大便失禁

运动性大便失禁主要是肛管外括约肌的损伤破坏了肛管直肠环，导致患者不能随意控制大便而致的大便失禁。

（三）大便失禁病因分类

老年大便失禁按大便失禁病因分类可分为大便性状的改变、肠容量或顺应性异常、直肠感觉异常、括约肌或盆底功能异常性大便失禁。

三、大便失禁的病因和发病机制

（一）老年大便失禁的病因

老年人大便失禁的原因可以是由于粪块嵌塞、直肠感觉异常、肛门括约肌压力降低、神经肌肉功能紊乱、痴呆、医源性的如药物所致等等。

（二）老年大便失禁的发病机制

正常排便活动在是神经内分泌调节下条件反射的随意活动，是多系统参加的复杂生理过程。结肠内粪便或气体，随着结肠节律性收缩运动和胃结肠反射的不自主活动到达直肠下段后，刺激直肠壁压力感受器。当腔内压达到一定阈值时，交感神经兴奋，直肠扩张、内括约肌收缩，肛隐窝受到刺激而产生便意。这一冲动沿内脏传入神经骶副交感神经传入腰髓的排粪中枢，再传入大脑皮质感觉区和运动区。当大脑皮质解除排便的抑制时，外括约肌和耻骨直肠肌松弛，即可出现排便活动。正常大便的自控有赖于许多因素，如大脑的功能、粪便的容量和稠度、结肠的传输、直肠的膨胀性、肛门括约肌的功能、肛门直肠的敏感性和肛门直肠反射等。这些因素中任何一个或多个因素的异常都可能导致大便失禁。

四、大便失禁的临床表现及后果

（一）大便失禁的临床表现

大便失禁可表现为不同程度的排便和排气失控，轻症失禁患者对排气和液体性粪便的控制能力丧失，其内裤偶尔弄脏；重症患者对固体性粪便也无控制能力，表现为肛门频繁地排出粪便，如果患者能够迅速找到卫生间，则可以避免弄脏衣裤。大便失禁患者常因肛门会阴区长期潮湿不洁，污染衣裤、床单等而影响生活质量和身心健康。体检可见肛门会阴区潮湿不洁、湿疹、溃疡瘢痕、肛周皮肤瘢痕、肛门松弛，有时可见直肠脱垂。指检可触及坚硬的粪块或肿瘤等，可有肛门括约肌松弛和伸展，其收缩力减弱或消失。仔细检查能准确判断收缩无力的部位并可显示肛管反射消失。

（二）大便失禁的后果

大便失禁易造成多种并发症，最常见的并发症是会阴部、骶尾部皮肤炎症及压力性溃疡（压疮）。大便失禁在老年人、危重病人及瘫痪卧床病人中发生率达 46.0%～54.4%。由于粪便的刺激，使会阴部皮肤经常处于潮湿和代谢产物的侵袭状态，易发生皮肤红肿、溃烂；皮肤破溃感染，可深及肌层或破溃延伸至阴囊、阴唇、腹股沟等；污染尿道口、阴道口引起逆行感染；不仅加重了病人的痛苦，亦给临床护理工作带来困难。由于会阴经常受到粪水刺激、肛周皮肤可发生糜烂、瘙痒、溃疡及疼痛等，少数病人为使大便减少而节制饮食，出现消瘦、体重下降，影响患者的生活质量和身心健康。

五、大便失禁评估的目的及意义

（一）大便失禁评估的目的

发生大便失禁给护理工作带来一定难度，且容易发生皮肤损伤，引起皮肤或全身感染。大多数患者不会主动诉说有失禁症状，因此需要详细询问病史并进行周详的体检，从而了解大便失禁严重程度和对生活质量的影响，为确定诊断和制定治疗方法提供可靠的依据。通过评估大便失禁，可以判定老人的大便失禁程度，评估其生活自理能力，依据评估结果制定治疗和护理计划，同时通过评估评定治疗效果。

（二）大便失禁评估的意义

通过询问病史了解症状，评估引起患者大便失禁的病因，了解患者的功能和预后相关的影响因素，指导医生、护士选择干预措施，最终使患者恢复健康或维持目前的健康状态，提高老年人的生存质量。

六、大便失禁的评估工具及使用方法

老年人大便失禁评估方法多注重病史询问及临床表现。主要包括：

（一）一般医学评估

1. 询问病史

通过询问了解老人有无手术史、产伤史、外伤史，病程及治疗经过等，了解既往疾病情况以便作出判断。

2. 询问症状

通过对大便失禁老人的询问，了解排便的自控能力、有无便意、每天大便次数、自我护理条件，以便进一步了解肛肠外症状，如排尿异常、脊柱情况、智力神智和精神状况等。

3. 肛门检查

通过肛门检查注意有无粪便污染、溃疡、湿疹、皮肤瘢痕、黏膜脱出、肛门扩张等情况。还可通过指诊观察肛门括约肌收缩力、肛门直肠环张力等。对大便失禁老人必要时通过内镜观察直肠黏膜颜色，有无溃疡、炎症、出血、肿瘤、狭窄和肛瘘等等。

4. 实验室检查

通过实验室检查评价盆底肌、耻骨直肠肌和肛门括约肌的功能，主要有肛管直肠测压、肌电图、排粪造影、生理盐水灌肠试验、肛管超声图等检查方法。

（二）大便失禁严重程度评估

大便失禁严重程度评估是根据患者能否随意控制大便以及大便失禁发生的频次来评估大便失禁的严重程度。大便失禁 wexner 评分量表，评估过去 4 周内大便排出的性质（固体、液体、气体）、是否需要衬垫、对生活的影响，以及大便排出的频次（无、少、有时、经常、总是）。为医护人员采取相应的医疗、护理措施提供依据。

大便失禁改良 wexner 评分量表见表 6-15。

表 6-15　大便失禁改良 wexner 评分量表

评分项目	从不	很少	有时	经常	总是
固体	0	1	2	3	4
液体	0	1	2	3	4
气体	0	1	2	3	4
衬垫	0	1	2	3	4
对生活的影响	0	1	2	3	4

评估时机：每周至少评估一次，遇病情变化则随时评估。

评分说明：

从不：在过去 4 周没有发生；

很少：在过去 4 周发生 1 次；

有时：在过去 4 周发生 >1 次，但在一周内发生 <1 次；

经常（每周）：每周发生次数 >1 次，但每天 <1 次；

总是（每天）：一天发生次数 >1 次。

失禁评分判定：0 分，大便能完全控制；1~3 分，大便能良好控制；4~8 分，大便轻度失禁；9~14 分，大便中度失禁；15~18 分，大便重度失禁；19-20 分，大便完全失禁。

七、大便失禁的评估结果及管理

对老人进行大便失禁的评估，目的是评估大便失禁原因、程度，最终对照评估结果进行失禁管理，提高老人生活质量。

（一）评估结果

通过对老人有无大便失禁以及大便失禁严重程度和发生失禁原因的进行评估，了解大便失禁的几种状况，大便评估结果如下。

1. 大便完全控制

大便失禁改良 wexner 评分 0 分，患者能完全自主控制大便。

2. 大便良好控制

大便失禁改良 wexner 评分 1~3 分，4 周内大便失禁偶尔发生 1 次，不需衬垫。

3. 大便轻度失禁

大便失禁改良 wexner 评分 4~8 分，4 周内大便失禁发生大于 1 次，偶尔需衬垫，不影响生活。

4. 大便中度失禁

大便失禁改良 wexner 评分 9~14 分，1 周内大便失禁发生大于 1 次，需要衬垫，对生活有不便。

5. 大便重度失禁

大便失禁改良 wexner 评分 15~18 分，1 天大便失禁发生大于 1 次，需要衬垫，影响生活。

6. 大便完全失禁

大便失禁改良 wexner 评分 19−20 分，1 天大便失禁发生数次，使用衬垫或使用纸尿裤，严重影响生活。

（二）大便失禁的管理

如果因疾病或药物因素导致失禁的发生，首先处理这些问题。对控制良好的失禁患者，每天有规律的作息时间包括定时饮水和排便。卧床病人定时坐轮椅等，养成良好的生活习惯，起到预防和延缓大便失禁的发生。对较严重的大便失禁，需要多学科团队多共同会诊处理。

1. 大便失禁的治疗

大便失禁的治疗应根据不同发病原因来进行，如因脑或脊髓肿瘤引起的肛门失禁，应首先治疗脑或脊髓肿瘤；如因马尾神经损伤引起的大便失禁，则首先应恢复马尾神经的功能；如肛门括约肌的损伤引起的大便失禁，可经手术修复括约肌或重建括约肌方法来恢复肛门括约肌的功能。还要根据医嘱合理准确用药，加强药物应用的观察。

2. 大便失禁的一般护理

对大便失禁的老人要加强患者的日常生活护理，尤其是基础护理如皮肤护理。还要注意失禁老人的心理压力改变，及时予以疏导。

（1）改善患者的排便习惯：对于大便失禁的一般护理，应立足于改善患者的排便习惯，使其做到固定时间排便，实现连续排便及其肠排空的满意目标。饭后去卫生间，设立通气良好、光线充足、卫生配备良好的有坐便器的卫生间。建议对大便失禁的病人使用独立的卫生间，以保持其尊严和自立性。

（2）皮肤护理：大便失禁患者最常见的并发症是会阴部、骶尾部、肛周皮肤炎性反应，部分患者还可有逆行性尿路感染或阴道炎及皮肤红肿、溃烂。因此，做好皮肤护理对于大便失禁患者来说非常重要。如在发现臀部有发红现象时，可涂凡士林油、四环素药膏或氧化锌软膏等，夏天可扑些爽身粉，臀部发红严重者可以红外线照射局部，2 次/d，30min/次，注意勿烫伤患者。

（3）饮食护理：培养有规律的饮食习惯，合理改善饮食结构。进食清淡食物，多喝水，多吃水果、蔬菜等以刺激肠蠕动，恢复排便的规律性。

（4）心理支持：对老年人大便失禁的处理不应只从一个简单的卫生方面考虑。护理心理干预可以增强老年患者对病情和生活的再认识，而心理支持来自于护理人员、家人、社会等各个方面，所以护理人员在面对患者时应尽量耐心、细心，站在老年人的角度上考虑问题，而且多鼓励患者与家属、医护人员沟通，增加交流，表达情感，为患者争取更多的社会支持。

（5）社会支持：社会支持是个体通过正式或非正式的途径与他人或群体接触，并获得自我价值感以及物质、信息和情感支持。社会支持具有缓解压力和直接影响患者身心健康和社会功能的作用。所得到的社会支持越多，心理障碍的症状就越少。

3. 排便功能训练

通过排便功能训练，使患者形成有规律的排便习惯。排便训练要点及步骤包括：

（1）评估有无影响排便的因素：如患者年龄、饮食习惯、个人习惯、日常活动情况、心理因素、社会文化因素、疾病、药物、治疗和检查因素等。

（2）评估患者是否适宜进行排便功能训练。腹部、肛门手术后 3d 内以及极度虚弱患者避免进行排便功能训练。心肌梗塞、动脉瘤的患者进行排便功能训练时禁止用力排便。

（3）环境安静私密、避开进餐时间、查房以及接受治疗护理期间。

（4）告知患者/家属排便训练的目的、意义，指导患者配合。

（5）床上排便姿势训练：患者取坐位或床头抬高 45 度，嘱患者深吸气，往下腹部用力，做排便动作。

（6）指导患者盆底部肌肉运动：患者平卧，双下肢并拢，双膝屈曲稍分开，轻抬臀部，缩肛、提肛 10～20 次，每天练习 4～6 次。

（7）腹部按摩：训练患者排便时，操作者用单手或双手的食指、中指和无名指自右沿结肠解剖位置向左环行按摩。

（8）观察排便训练效果并记录排便情况。

4. 刺激肛门括约肌收缩

对神经性肛门失禁者，可采用电刺激疗法和针灸疗法。电刺激疗法是将刺激电极置于外括约肌内，用电刺激肛门括约肌及肛提肌使之产生有规律的收缩，部分肛门失禁患者可以得到改善。针灸疗法是祖国传统医学的疗法，有的患者亦可取得很好的疗效，常用穴位是长强、百会、承山等。

【案例】

姜大爷，男，72 岁，三年前因心脏瓣膜疾病在某三级医院住院准备做手术。术前常规口服华法林，在服到第八天时候，突然发现双下肢无力，站不起来，大小便自行流出，有排便意识，但是就是不能控制。患者心里很难受，曾出现绝食，拒绝各种治疗。随后转入我院康复治疗。

【思考题】

1. 该患者大便失禁严重程度？
2. 如何帮助该患者接受康复治疗？

（熊秀红　徐善英）

第七节　多重用药的评估

一、老年多重用药概述

老年多重用药（polypharmacy）是指老年患者因共病同时使用 5 种及以上的药物。

多重用药在老年人中较为普遍。可分为适当多重用药和不适当多重用药。很多老年人由于共病，一方面需要接受多种药物治疗；另一方面，因多重用药过度或不适当，可能导致老年人药源性疾病、药物不良反应、药物与药物的相互作用、食物与药物的相互作用、营养制剂与药物的相互作用，也增加了服药错误的概率。Borchelt 统计分析显示多重用药会造成显著的潜在不良反应，有 12221 例（54.9%）存在各种潜在不良反应，1016 例（4.6%）存在各种潜在药物相互作用的情况。Dhall 等对 45000 名养老院老年人的不适当用药进行分析，发现不合理的处方率达 33%。药物相互作用（drug interaction，DI）随着药物使用数目的增加而增加，1981 年我国唐镜波报道，同时使用 5 种及以下药物的不良反应发生率为 4%，6~10 种为 10%，11~15 种为 25%，16~20 种高达 54%。

二、老年人多重用药及药物不良反应的常见原因

老年人群多重用药及出现不良反应的常见原因如下：

（一）多种疾病需要

多病共存，同时服用治疗每种疾病的药物，这是老年人多重用药最主要的原因。

（二）多种药物使用

同一种疾病同时使用几种药物，不仅中西药合并使用，而且交叉使用多种来源（医师或药房）的药物。

（三）自行增加或购买药物

老年人常常互相打听邻居用药，或依据个人想法、看各种广告、报纸杂志、科普读物自行购买药物或调整药物，或增加各种保健品，盲目认为中药比西药好等导致家中或自己服用药物品种繁多。

（四）药品使用方法错误

因为看不懂药袋上的用药指导而服错药物，或发生了药物不良反应自己不认识也不告知医生，患者门诊就医时常常主动或强烈要求输液治疗等。

（五）老年人药动学、药效学特点

随着年龄的增加，老年人与年龄相关的药动学特点（药物的吸收、分布、代谢和排泄）决定了老年人用药的特殊性。而与老年人年龄增加有关的老年人药效学特点（脏器功能减退及调节能力下降）决定了老年人成为药物不良反应的高危人群。这就要求医生在处方时充分考虑老人特点，适当调整药物的剂量、给药间隔时间，避免不恰当处方，并密切监测容易出现中毒反应的药物浓度变化，依据脏器功能的特点调整药物。

三、老年人多重用药的临床表现及后果

目前，多重用药现象十分普遍。有资料显示，美国65岁及以上老年人口占全国人口的12%，但其消费处方药的数量却占总处方药量的32%。其中，每个老年人使用处方药2～6种，使用非处方药1～3.4种，用药剂量过高、疗程过长，部分用药时间1年以上，甚至5～10年。在中国，多重用药现象更严重。有报道显示，5734名平均年龄为79岁的住院患者中，837名（14.6%）服用多种药物，其中至少有一种药物是不合适的，而更为严重的问题是许多适宜的药物未被充分应用。

多重用药的不良后果主要有：

（一）产生药物不良反应或发生药物中毒

老年人由于自身生理、病理改变，药动学及药效学特点，对药物的耐受力下降，即使少量使用1～2种药品，药物的治疗剂量与中毒剂量之间的安全范围较小，也较普通人群容易发生药物中毒或不良反应，多重用药使用者除本身的不良反应外，药物与药物之间相互作用有可能增加其药物的副作用，加重药物中毒和药物不良反应的发生率。

（二）增加老年综合征的发生风险

老年多重用药导致的多种药物副作用及药物之间的相互作用，常常导致骨折、跌倒的风险、意识混乱、谵妄等老年综合征的发生概率上升。

（三）多重用药浪费有限的医疗资源

对老年人群使用不适当的多重用药，常常造成药品的浪费，浪费了有限的社会资源。

（四）多重用药影响老年人的生活质量

老年人群不适当的多重用药增加了老年疾病的费用支出，老年人的住院率、病死率、药物不良反应的发生率提高，相应的医疗照护费用及管理费用上升，严重影响老年人的生活质量。

四、老年人多重用药评估的目的及意义

多重用药评估在于减少老年人不适当用药，减少药源性疾病、药物不良反应、药物与药物相互作用、食物与药物相互作用及营养制剂与药物相互作用的发生，降低患者误服药概率、住院率、医疗费用、跌倒及其他潜在的危害有积极的作用，做好多重用药管理也有利于社会资源的合理应用。

五、老年人多重用药的评估工具及使用方法

（一）老年人多重用药评估工具

目前，国际上用于老年人不适当用药相关的评估工具主要有两种：

1. 概括式标准（implicit criteria）

概括式标准是指制定一套所有药物皆适用的规范，并依据该规范逐一评估每一种用药是否符合条件。1992年Hanlon等发展的"药物适应指数"（medication appropriateness index，MAI）就属此类。

2. 条列式标准（explicit criteria）

条列式标准逐条列出文献或专家们讨论出特定的不适当药物或药物类别。应用最广泛的是 Beers 标准。Beers 标准于 1991 年由美国老年医学会（AGS）建立；1997 年对其进行了充实与修订；2012 年再次发布最新版 Beers 标准。闫雪等根据中国《国家基本药物目录（基层医疗卫生机构配备使用部分）》（2009 版），对新版 Beers 标准进行翻译和整理。2012 版 Beers 标准提供了更新更实用的循证学证据，对医师及药师在选择药物方面具有指导意义，已成为保障老年患者用药安全的有效工具之一。新版 Beers 标准主要包括：老年患者潜在不适当用药（表 6-16）、老年患者相关的潜在不适当用药（表 6-17）及老年患者慎用药物（表 6-18）三个部分。

表 6-16　老年患者潜在不适当用药（Beers 标准，2012 年版）

药物	使用建议
抗胆碱药（TCAs 除外）	
氯苯那敏，赛庚啶，苯海拉明（口服），异丙嗪	避免使用；易导致意识紊乱，口干，便秘及一些其他抗胆碱类不良反应；使用苯海拉明作为严重过敏反应的应急处理是合理的
苯海索	避免使用；不推荐用于抗精神病药引起的锥体外反应
颠茄，莨菪碱，东莨菪碱	避免使用；除非在和缓医疗中减少口腔分泌物
抗血栓药	
口服短效双嘧达莫（不包括与阿司匹林的复方缓释制剂）	避免使用；可能导致体位性低血压；注射剂可用于心脏负荷试验
噻氯匹定	避免使用
抗感染药物	
呋喃妥因	避免长期使用；避免用于肌酐清除率（CCI）＜60ml/min 的患者，在这类患者尿液中浓度较低，不足以发挥疗效；潜在的肺毒性
心血管药物	
多沙唑嗪，哌唑嗪，特拉唑嗪	避免作为降压药；体位性低血压风险较高，不建议作为高血压的常规治疗
可乐定，甲基多巴，利舍平（＞0.1mg/d）	避免作为降压的一线药物；中枢神经系统不良反应风险较高，可能导致心动过缓及体位性低血压，不建议作为高血压的常规治疗
胺碘酮，普鲁卡因胺，普罗帕酮，奎尼丁，索他洛尔	避免使用抗心律失常药作为房颤一线用药；对于老年患者，控制心率比控制心律可更多获益；胺碘酮可产生多种毒性（如甲状腺、肺）及 QT 间期延长
地高辛＞0.125mg/d	避免使用；在心衰患者中高剂量地高辛没有更多获益反而增加毒性；CCI 降低会导致毒性增加
速释硝苯地平	避免使用；导致低血压；增加突发心肌缺血的风险

药物	使用建议
螺内酯＞25mg/d	避免用于心衰或 CCI＜30ml/min 者；在老年心衰患者中增加高血钾风险，尤其剂量＞25mg/d、合并使用 NSAIDs、ACEI、ARB 或补钾制剂
中枢神经系统	
叔胺类 TCAs 单独使用或与以下药物合用：阿米替林，多塞平＞6mg/d，丙咪嗪，奋乃静－阿米替林	避免使用；高抗胆碱活性，导致镇静、体位性低血压；低剂量多塞平（≤6mg/d）安全性与对照组相当
传统及非典型抗精神病药：氯丙嗪，氟哌啶醇，奋乃静，阿立哌唑，氯氮平，奥氮平，喹硫平，利培酮	避免用于痴呆患者的行为异常问题，除非非药物治疗失败或患者对自己或他人造成威胁；增加痴呆患者的脑血管意外及死亡风险
异戊巴比妥，戊巴比妥，苯巴比妥，司可巴比妥	避免使用；躯体依赖性，易产生耐药性
阿普唑仑，艾司唑仑，劳拉西泮，奥沙西泮，替马西泮，三唑仑，氯硝西泮，地西泮，氟西泮，夸西泮	避免使用任何苯二氮䓬类药物治疗失眠、烦躁或谵妄；增加老年人认知功能受损、谵妄、跌倒、骨折等风险；适用于以下情况：癫痫、快动眼睡眠障碍、苯二氮䓬类戒断、戒酒、严重广泛性焦虑障碍、围手术期麻醉及临终关怀
水合氯醛	避免使用；10d 内即发生耐受；给予推荐剂量 3 倍时风险大于获益
佐匹克隆、唑吡坦、扎来普隆	避免长期使用（＞90 天）
内分泌系统用药	
甲睾酮，睾酮	避免使用，除非用于中－重度性腺机能减退
干燥甲状腺片	避免使用，心脏不良反应
雌激素联合或不联合孕激素	避免口服或外用贴剂；低剂量雌激素阴道用乳膏可用于缓解性交疼痛、治疗下泌尿道感染及其他阴道症状
生长激素	避免使用，除非垂体腺体摘除后的替代治疗
可调节性胰岛素持续输注装置	避免使用；低血糖风险
甲地孕酮	避免使用；对体重影响较小，增加血栓风险，在老年患者中可能增加死亡率
氯磺丙脲，格列本脲	避免使用；导致持续低血糖，氯磺苯脲还会导致抗利尿激素分泌异常综合征
消化道用药	
甲氧氯普胺	避免使用，除非胃轻瘫。导致椎体外系反应，包括迟发运动障碍
口服矿物油	避免使用
镇痛药	
哌替啶	避免使用；常规剂量的口服制剂镇痛效果不佳，导致神经毒性

续表

药物	使用建议
阿司匹林＞325mg/d，双氯芬酸，布洛芬，酮洛芬，甲芬那酸，美洛昔康，萘丁美酮，萘普生，吡罗昔康	避免长期使用，除非其他可选择的药物疗效不佳，并且患者应服用胃黏膜保护剂。在以下高危人群中增加消化道出血及消化性溃疡风险：＞75 岁，口服或肠外给予糖皮质激素，抗凝药物及抗血小板药物
吲哚美辛（包括肠道外制剂）	避免使用；增加消化道出血及消化性溃疡风险，所有 NSAIDs 中，吲哚美辛不良反应最严重
喷他佐辛	避免使用

注：TCAs：三环类抗抑郁药；NSAIDs：非甾体抗炎药；ACEI：血管紧张素转换酶抑制剂；ARB：血管紧张素受体阻滞剂；PPI：质子泵抑制剂；下表同。

表 6-17　老年患者相关的潜在不适当用药（Beers 标准，2012 年版）

疾病	药物	使用建议
心力衰竭（心衰）	NSAIDs 及环氧化酶（COX）－2 抑制剂，地尔硫䓬，维拉帕米（仅在收缩性心衰患者中避免）、罗格列酮、比格列酮、西洛他唑	避免使用；导致体液潴留，加重心衰
晕厥	胆碱酯酶抑制剂，多沙唑嗪，哌唑嗪，特拉唑嗪，叔胺类 TCAs，氯丙嗪，奥氮平	避免使用；增加体位性低血压或心动过缓的风险
癫痫或癫痫发作	氯丙嗪，氯氮平，马普替林，奥氮平，曲马朵	避免使用；降低癫痫发作阈值；对于癫痫控制较好，其他可选药物效果较差时，可以使用
谵妄	所有 TCAs，抗胆碱能药，苯二氮䓬类，氯丙嗪，糖皮质激素，H_2 受体拮抗剂，哌替啶，镇静催眠药	避免用于存在谵妄高风险的老年人，诱发或加重谵妄；停药时需缓慢
痴呆及认知功能受损	抗胆碱能药，苯二氮䓬类，H_2 受体拮抗，吡唑坦，抗精神病药	由于其中枢神经系统不良反应，应避免使用；避免用于痴呆患者的行为异常问题，除非非药物治疗失败或患者对自己或他人造成威胁；增加痴呆患者的脑血管意外或死亡风险
跌倒及骨折史	抗惊厥药，抗精神病药，苯二氮䓬类，非苯二氮䓬类镇静催眠药（佐匹克隆、唑吡坦）、TCAs/SSRI	避免使用，除非其他可选药物不可用；避免使用抗惊厥药用于癫痫以外的治疗；可能导致共济失调、损伤精神运动功能、晕厥及跌倒；短效苯二氮䓬类并不比长效的更安全
失眠	伪麻黄碱，去氧肾上腺素，哌甲酯，茶碱，咖啡因	避免使用；中枢兴奋作用
帕金森	所有抗精神病药（喹硫平及氯氮平除外），甲氧氯普胺，异丙嗪	避免使用；多巴胺受体拮抗剂可能加重帕金森症状

续表

疾病	药物	使用建议
慢性便秘	达非那新，索非那新，托特罗定，地尔硫䓬，维拉帕米，氯苯那敏，赛庚啶，苯海拉明，异丙嗪，抗精神病药，颠茄类生物碱，莨菪碱，东莨菪碱，阿米替林，多塞平	避免使用；除非无其他选择。可能加重便秘
胃或十二指肠溃疡史	阿司匹林＞325mg/d，非 COX－2 选择性 NSAIDs	避免长期使用，除非其他可选的药物疗效不佳，并且患者应服用胃黏膜保护剂（如 PPI 等）；可能加重已存在的溃疡或引起新溃疡
慢性肾病Ⅳ－Ⅴ期	NSAIDs，氨苯蝶啶	避免使用；增加肾损伤风险（氨苯蝶啶影响较小）
女性尿失禁	雌激素（口服和经皮，不包括阴道用）	女性避免使用，加重尿失禁
下尿路症状，良性前列腺增生	吸入抗胆碱制剂，强效抗胆碱药，用于尿失禁的抗胆碱能药物除外	男性避免使用；导致尿流变细，尿潴留
压力性或混合性尿失禁	多沙唑嗪，哌唑嗪，特拉唑嗪	女性避免使用，加重尿失禁

注：SSRI：选择性 5－羟色胺再摄取抑制剂

表 6－18　老年患者慎用药物（Beers 标准，2012 年版）

药物	使用建议
阿司匹林作为心血管事件的一级预防	≥80 岁老年人慎用；缺少证据显示，在≥80 岁老年人中使用后获益大于风险
普拉格雷	≥75 岁老年人慎用
抗精神病药，卡马西平，卡铂，顺铂，米氮平，5－羟色胺与去甲肾上腺素再摄取抑制剂类（SNRIs），SSRIs，TCAs，长春新碱	慎用；可能引起或加重抗利尿激素分泌异常综合征（SIADH）或低钠血症，老年人开始使用或调整剂量期间需密切监测血钠
扩血管药	慎用；个别有晕厥史的患者可能加重晕厥发作

（二）老年人多重用药评估步骤

第一步　评估（assess，A）：评估患者所有用药，尤其是具有潜在不良后果的药物：β 受体阻滞剂、抗抑郁药、抗精神病药物、其他精神药物、镇痛药以及 Beers 标准中所列的其他药物、维生素和保健品。

第二步　审查（review，R）：审查可能存在的药物与药物的相互作用、疾病与药物的相互作用、药物药效学的相互作用、功能状态的影响、亚临床药物不良反应、权衡个人用药的益处胜过对主要身体功能（食欲、体重、疼痛、情绪、视觉、听觉、膀胱、肠、皮肤、吞咽、活动水平）的影响。

第三步　最大限度地减少不必要的药物（minimize，M）
①停止显然缺乏药物使用适应证的药物。

②停止风险大于效益或具有对主要身体功能（食欲、体重、疼痛、情绪、视觉、听觉、膀胱、肠、皮肤、吞咽、活动水平）有高潜力的负面影响的药物。

第四步 优化治疗方案（optimize，O）

①去掉重复用药。

②根据肾小球滤过率来调整经肾脏清除的药物的剂量。

③根据肝功能调整经肝脏代谢的药物的剂量。

④根据血糖及糖化血红蛋白值来调整口服降糖药物。

⑤考虑逐步减少抗抑郁药的剂量。

⑥根据目标心率优化β受体阻滞剂方案。

⑦通过检测心脏起搏器来调整β受体阻滞剂的剂量。

⑧根据国际标准化比值（INR）调整抗凝剂。

⑨根据游离苯妥英钠水平来调整惊厥药物剂量。

第五步 重新评估（reassess，R）：重新评估患者在休息和活动时的心率、血压、血氧饱和度并同时重新评估。

①功能状态包括定时起床和步行测试、基本的日常生活活动（ADL）、工具使用的日常生活活动（IADL）。

②认知状态（FoIstein版简易精神状态检查表）。

③服药依从性（包括用药错误）。

ARMOR工具推荐用于住院及门诊的综合性老年评估。

（三）老年人多重用药评估的内容

1. 采集病史

重点采集患者服用药物的依从性、数量、相互作用，有无用一种药物去治疗另一种药物的副反应，患者是否服用非处方药物或辅助药物，患者是否有认知障碍，是否有人监督患者服药及患者有无药物过敏史等。

2. 体格检查

体格检查主要检查患者直立性低血压（利尿剂、抗高血压药、血管紧张素转换酶抑制剂或联合以上几种药物一起使用时）、步态障碍（服用抗精神病药、抗癫痫药、抗抑郁药或其他已知的可引起跌倒的药物时）、精神状态（服用抗胆碱能药、抗精神病药、抗抑郁药或催眠药时，比较服药前后精神状态的改变）、便秘（使用麻醉镇痛药物时）、广泛性皮疹及心律失常等。

3. 辅助检查

辅助检查主要包括电解质、尿素和肌酐，肝功能，甲状腺功能，全血细胞计数，国际标准化比值（INR）及血清药物浓度等。

（四）临床多重用药鉴别标准

临床多重用药鉴别标准包括以下几项：

①没有明确的用药指征用药。

②运用与治疗手段等效的药物治疗相同的疾病。

③所用药物之间存在药物相互作用。

④使用不适当的剂量。

⑤用其他药物治疗某种药物引起的不良反应。

六、老年人多重用药的评估结果及临床意义

（一）老年人多重用药的评估结果

按 ARMOR 工具进行老年多重用药的评估，如果评估结果存在多重用药或多重用药风险，临床上重点是加强老年多重用药的管理。

（二）老年多重用药的管理

1. 老年人多重用药原则及注意事项

（1）老年人用药原则：老年人用药应遵循安全、有效、经济和适当的原则。主要原则如下：

①受益原则：受益/风险比<1 时不应给予药物治疗；

②五种药物原则：老年人同时用药不宜超过 5 种；

③小剂量原则：老年人除维生素、微量元素和消化酶类等药物可以用成年人剂量外，其他药物都应低于成年人剂量；

④择时原则：根据时间生物学和时间药理学的原理，选择最合适的用药时间进行治疗；

⑤暂停用药原则：当怀疑有药物不良反应时，要在监护下停药一段时间。

（2）老年人多重用药的注意事项

①在诊断及病因还没有确定之前，不要随意给药；确定病因之后，先尽量以非药物手段治疗患者；

②用药之前，应仔细评估是否有潜在的影响疗效的疾病；

③确定药物适应证；

④熟悉所开处方药物的药理作用、副作用及禁忌，未经评估禁止用一种药物来治疗另一种药物的不良反应；

⑤尽可能一种病只给一种药及一天服药一次；

⑥避免新处方药物与已用药或目前的疾病间的不良交互作用；

⑦定期或常规检查患者用药的规则性、疗效及不良反应；

⑧每次就诊要清理老年患者服用的全部药物，及早停止并丢弃不需要或者没有疗效的药物；

⑨按体重或标准公式计算药量，还要考虑肝肾功能；

⑩指导患者及其照护者正确使用药物，药品的标示要清楚；

⑪老年人之间的药品不可互用；病愈后未吃完的药物应立即丢弃；

⑫老人在门诊就医过程汇总尽可能固定医师与药师。

2. 多学科干预

多学科团队是老年医学的核心技术之一，多学科团队的干预有利于避免老人科间奔波，医师、药师联合指导患者及其家属遵医嘱服药，有利于做好多重用药副作用管理。多学科团队在干预老年多重用药时要注意以下几点：

（1）医师：医师应详细掌握老年人用药情况及用药史，掌握老年人用药原则及特殊性。

（2）药师：药师对新入院的老年患者要做药物治疗监测与评价，建立患者个人完整用药记录，评估患者用药效果、监测药物与药物、药物与疾病和药物与营养物之间的相互作用、药物不良反应及治疗失败，调节用药。主要工作包括以下两个方面。

①药物检查：检查与确定患者所服用的全部药物；明确所有药物的适应证及每一种药物的潜在不良反应；停用所有没有明确给药效果、目的及适应证的药物；帮助设计用药方案，设计中尽可能简化用药方案；避免使用一种药物来治疗另一种药物引起的不良反应；推荐药物从最低剂量开始，然后再慢慢增加剂量。

②持续管理：药师定期巡视患者，审查所有正在使用的药物，提出用药建议和提供药物信息；患者出院时，药师应提供口头或书面的药物相关信息给患者或护理人员；患者定期复诊，尤其经历药物不良反应时；教育患者列出所有服用药物清单（包括非处方药和替代药物）。

（3）护理人员

①全面评估老年人的用药情况：详细了解老年患者的视力、听力、阅读理解能力、记忆力、吞咽功能、获取药物的能力，发现不良反应的能力和作息时间。并注意老人的心理—社会状况：了解患者文化程度、饮食习惯、家庭经济状况、对药物有无依赖、有何期望、有无恐惧心理等。

②密切观察和预防药物不良反应：密切观察药物副作用，及时处理不良反应，规定适当的服药时间和服药间隔。老年人用的药物要认真记录并注意保存。

③提高老年人服药的依从性：服药依从性是指老年人接受、同意并正确地执行治疗方案，包括准确的服药时间、剂量和复诊时间，以及遵守个别药物的饮食限制。主要措施包括开展健康教育、建立合作性的护患关系、帮助老年人保管药品，定期整理、及时与医师、药师沟通等。

④加强药物治疗的健康指导：鼓励老年人首选非药物性治疗措施、加强老年人用药的解释工作、指导老年人不随意购买及服用药物、加强家属的安全用药知识教育等。

【思考题】

1. 什么是老年人多重用药？
2. 临床多重用药评估的常用工具是什么？
3. 老年人用药原则是什么？

（李荣会　钟定容）

第七章　其他评估

第一节　管道管理及评估

在临床护理实践中，患者因病情需要安置的各种管道种类繁多，各类管道均有其不同功能。临床上不仅将其作为治疗护理处置、观察病情，治疗方法中所必需的辅助措施，还用于对危重患者判断预后的依据。

一、管道评估概述

管道应用评估与管理是医护人员经常会遇到的医疗护理问题，要做好老年病人管道的管理，必须熟悉各类管道的评估、分类及临床应用。

（一）管道评估时间

对于身体留有管道的患者，护士各班在床头交接班、巡视病人、转运病人、病人外出检查回病房时，以及手术病人回病房时都要检查及评估各种管道的情况。

（二）管道评估内容

1. 评估患者一般情况

评估患者一般情况内容包括：患者的意识、瞳孔、生命体征变化、疼痛情况；管道的名称、数量、位置、深度、标识；管道固定情况、通畅情况、管道夹数量、是否要求开放引流、引流物颜色及量；管道口周围皮肤情况，有无渗血、渗液及缺损，有无潜在的管道安全问题等。收集患者的基本资料，针对每个个体实施评估，采取针对性的护理措施。

2. 评估管道的分类

（1）按置管目的分类

①供给性管道（输入性管道）：供给性管道特指通过管道，将氧气、能量、水分或药液供给机体。如氧气管、气管插管、鼻饲管、深浅静脉置管等。

②排出性管道：排出性管道是指通过专用性管道来引流出体内的气体和液体等，常作为治疗和判断预后的指标。如各类引流管（乳房癌根治术后皮瓣下负压引流管、非手术治疗的负压引流管、急性胰腺炎的腹腔双套管、脑室引流管、胸腔闭式引流管等）、胃肠减压管、保留导尿管等。

③监测性管道：监测性管道是指放置在患者体腔内，用于监测病情变化的管道。如上腔静脉导管、有创动脉置管。以此可以用来监测机体生理指标，为指导临床治疗提供可靠

依据。

④综合性管道：综合性管道是指有输入性、排出性和监测性功能等管道的总称，在特定情况下发挥特定的功能。如三腔管既可以作为食道和胃的压迫止血，又可以作为鼻饲水分或药液，同时监测吸出的胃液可以了解治疗效果。再如留置导尿管不仅可以协助排尿，也可作为膀胱冲洗及留取无菌尿标本。

（2）按置管危险因素分类

①Ⅰ类高危管道：此类管道如果稍有护理不当，即可直接危及患者生命，迅速造成患者死亡。如气管插管、气管切开套管、颅内引流管等。常用红色标示。

②Ⅱ类中危管道：此类管道如护理不当，可危及患者生命，造成患者死亡。如胸腔闭式引流管、深静脉置管、T 管、Y 型管等腹内引流管。常用黄色标示。

③Ⅲ类低危管道：此类管道如护理不当，不会直接危及患者生命，造成患者死亡等严重后果，但会延缓疾病恢复，给患者造成痛苦。如胃管、周围静脉穿刺、尿管、普通伤口引流管等。常用蓝色标示。

3. 管道的标示

各种管道根据停留位置贴上醒目标签，进入体内液体的管道用绿底白字标识；引流出体内液体的管道用红底白字标识，同时，根据不同的管道在管道进入处做好标记（用染色或线扎），以便了解管道位置和滑脱情况。要求护理人员要熟悉不同管道标示的意义，粘贴方式及粘贴位置，按管道标示使用要求进行管理。

4. 评估管道管理原则执行情况

管道护理以遵循妥善固定、保持通畅、防止感染、严密观察、严密记录、保持管道的功能为基础的原则，目的是保证管道通畅、在位、有效、安全。对有可能发生的潜在安全隐患早期预防，加强管理。

（三）管道异常评估及临床应用

对留置有管道的患者要评估患者管道缝合及胶布固定有无松动，管道粗细长短是否按要求实施；评估患者精神、神志有无异常或躁动；评估患者病情有无呼吸频率改变，剧烈咳嗽或呃逆等症状；评估是否正在更换引流袋或局部换药操作；评估是否有在翻身、搬运等动作。如果有这些高危因素存在，护士在操作时要特别留意。常见管道异常类型包括：

1. 管道滑脱

护士对患者身上留置的管道要做好评估，要注意病人是否烦躁，要留足管道长度以便于病人搬移、翻身、排便、下床；做好约束，严防病人误拔。

2. 管道堵塞

做到勤观察、勤挤捏、勤检查，保证进出通畅，经常检查各管道是否扭曲、移位、堵塞、受压。经常观察引流物的性质和量，如无引物流出应检查管道是否被堵塞。

3. 错误连接

护士对管道的位置及用途要清楚、要注重细节，加强核对，防止错误连接。

二、常见管道管理

（一）留置胃管

留置胃管是指将胃管经一侧鼻腔插入胃内，通过导管给不能由口腔进食的患者提供饮水、流汁食物或药物，从而补充能量或进行治疗的方法。留置胃管是临床常用的护理操作技术，也是临床上观察病情变化、治疗疾病的一项重要措施。

1. 留置胃管适应证

留置胃管适用于急性胃扩张、胃肠道梗阻、较大的腹部手术前、昏迷病人或不能经口进食的老年患者。

2. 留置胃管禁忌证

留置胃管对鼻咽部有癌肿或急性炎症、食管静脉曲张、上消化道出血、心力衰竭和重度高血压以及吞食腐蚀性药物的老年患者禁用。

3. 留置胃管的临床应用

（1）肠内营养：根据患者病情需要及医嘱要求，配制肠内营养液以满足患者的机体需要。

（2）持续胃肠减压：防治某些疾病引起的腹胀、腹痛，减轻症状，常用于急性胰腺炎患者及腹痛待查者。

（3）间歇抽吸洗胃：治疗口服药物中毒患者，用解毒剂反复洗胃可直接破坏毒物，并减少其吸收。持续负压引流也可减少胃肠道吸收的毒物的再排泄所致的反跳，从而减轻中毒症状。

（4）用于消化道出血的治疗：对老年消化道出血患者可置入胃管直接注入止血药物，或注入少量冰盐水达到止血的目的；或接负压引流器，观察出血情况及减轻消化液的刺激。

4. 留置胃管常见的并发症

留置胃管常会出现口腔黏膜干燥、体液丧失、食道炎、吸入性肺炎、腹泻、恶心呕吐、腹胀、胃潴留、高血糖症、鼻饲导管阻塞等并发症。

5. 留置胃管护理要点

对留置胃管的老人要注意保持胃管的通畅，妥善固定，防止扭曲打折，避免脱出，坚持定时冲洗、抽吸胃液。在护理过程中，要密切观察胃液的颜色、性质以及液量，并做好记录。此外，每日还要做好口腔和胃管护理。

6. 留置胃管评估的临床应用

留置胃管属于供给性管道，是第三类低危险性管道。作为护理人员要了解置管的目的、适应证、禁忌证；掌握管道管理原则，熟练处理管道异常情况。

（二）留置尿管

留置尿管是指在严格无菌操作下，将导尿管经尿道插入膀胱并保留在膀胱内，引流尿液的方法。

1. 留置尿管的适应证

①具有临床意义的尿潴留或膀胱颈出口梗阻的患者，如果药物治疗无效而又无外科治疗指征，需要暂时缓解或者长期引流的尿潴留。

②尿失禁老人，以及为缓解临终患者的痛苦，其他非侵入性措施如使用药物、尿垫等仍不能缓解且患者不能接受使用外部的集尿装置时。

③抢救危重、休克病人时为正确记录每小时尿量、测量尿比重，以便密切观察病人的病情变化。

④需要长时间卧床或固定体位的患者，如潜在的不稳定性胸腰椎、多发伤如骨盆骨折。

⑤外科手术时的围手术期使用，使膀胱持续保持空虚，避免术中误伤。

⑥为尿失禁或会阴部有伤口的病人引流尿液，保持会阴部的清洁干燥。

2. 留置导尿的临床应用

①对排尿困难及尿潴留的老年患者确保尿路畅通。

②预防尿液逆流引起的上行感染。

③尿路的检查与治疗。

④预防尿液可能导致局部皮肤损伤和感染。如外阴部皮肤损伤、褥疮等。

3. 留置尿管的护理要点

①留置尿管期间，要妥善固定尿管及尿袋，尿袋的高度不能高于膀胱，定时排放尿液。

②定期更换尿管及尿袋，保持尿管通畅，观察引流尿液的量、颜色、性状、透明度、气味等，并注意倾听患者主诉。

③对留置尿管的患者要进行会阴护理，尿道口清洁，每天擦洗尿道口2次，防止尿路感染。

④根据患者病情，鼓励患者摄入适当的液体，长期留置尿管的患者要指导进行膀胱功能训练。

⑤拔管后根据病情，鼓励患者多饮水，进清淡易消化饮食，观察患者自主排尿及尿液情况，有排尿困难及时处理。

4. 留置尿管评估的临床应用

留置尿管属于排出性管道，是第三类低危险性管道。作为护理人员要了解置管的目的、适应证；掌握管道管理原则，熟练处理管道异常情况。如果发生导尿管阻塞或可能因为导尿管的材料导致阻塞，需更换导尿管。

（三）深静脉置管

深静脉置管是经体表穿刺至相应的静脉，插入各种导管至大血管腔内或心腔。利用其测定各种生理学参数，同时也可为各种治疗提供直接便利途径。

1. 深静脉置管的适应证

在治疗方面，用于外周静脉穿刺困难、长期输液治疗、大量或快速扩容通道、胃肠外营养治疗、药物治疗（化疗、高渗、刺激性）、血液透析、血浆置换术；在监测方面，用于危重病人抢救和大手术期行 CVP 监测、Swan－Ganz 导管监测、心导管检查明确诊断；在急救方面，用于放置起搏器电极、急救用药等。

2. 深静脉置管禁忌证

广泛上腔静脉系统血栓形成、穿刺局部有感染、凝血功能障碍、不合作，躁动不安病人不适合深静脉置管。

3. 深静脉置管并发症

（1）中心静脉穿刺引起的并发症：中心静脉穿刺引起的并发症包括误入动脉、血肿、神经损害、气胸、气栓等。

（2）插管过程中引起的并发症：深静脉置管插管过程中引起的并发症包括一般心律失

常、严重心律失常（室速、室颤）、右束支传导阻滞、完全性传导阻滞（主要指原有 RBBB）等。

（3）导管留置过程中的并发症：导管留置过程中的并发症包括肺动脉破裂、肺出血气囊破裂、感染、血栓形成和栓塞，血栓性静脉炎，静脉栓塞，心内膜血栓形成，瓣膜赘生物、肺梗死等。

（4）其他并发症：其他并发症包括导管扭曲、打结、折断，心脏机械性损伤等。

4. 深静脉置管的临床应用

深静脉置管的临床应用主要包括以下内容：

①深静脉置管可以保护患者的外周静脉，防止输注刺激性药物和高渗性或黏稠性药物对静脉造成的不可修复的损伤。

②深静脉置管可以减少反复外周静脉直接穿刺输液的痛苦。

③深静脉置管可以安全方便，维护简单，减少护理工作量。

④深静脉置管有利于提高患者生活质量。

⑤深静脉置管的维护包括更换肝素帽、冲洗导管、封管、置管的固定及更换敷料。

5. 深静脉置管评估的临床应用

深静脉置管属于供给性管道，是第二类中危险性管道。作为护理人员要了解置管的目的、适应证；掌握管道管理原则，熟练处理管道异常情况；重视对病人的健康教育。

（四）气管切开患者评估及管理

气管切开术又称气管造口术，是一种急救手术，用于解除呼吸道阻塞引起的呼吸困难。

1. 评估气管切开的种类

气管切开的种类常见有手术情况下的气管切开、抢救性气管切开、外伤性气管切开、预防性气管切开、治疗性气管切开、长期使用呼吸机气管切开等。

2. 评估气管切开术后并发症

气管切开术后常见的并发症有出血、气肿（皮下气肿、纵隔气肿、气胸）、感染、导管脱出、狭窄（食道狭窄、气道狭窄、喉狭窄）、气管食管瘘、拔管困难等。

3. 评估气管切开术后易感因素

气管切开术后易感因素很多，常见的有患者呼吸道分泌物多污染切口，黏膜干燥分泌物不易排出。患者抵抗力低下，护士操作不规范，环境污染等。

4. 气管切开护理要点

气管切开的护理要点包括患者的一般护理、气管套管的护理、气管切口的护理、口腔护理、心理护理等。

5. 气管切开评估的临床应用

气管切开属于综合性管道，是第一类高危险性管道。作为护理人员要了解置管的目的、适应证、禁忌证；掌握管道管理原则，熟练处理管道异常情况及掌握气管切开的护理要点。

（五）气管插管患者评估及管理

气管插管是急救、复苏和临床麻醉中开放气道最常用的方法。在心肺复苏中，胸外按压的同时，应开放气道，保持气道通畅，及时有效地恢复通气是抢救成功的关键。紧急气管内插管是建立人工通气的重要步骤，它可保证呼吸道通畅，便于清除呼吸道分泌物，可将氧气直接加压进入肺泡，有利于纠正缺氧。

1. 气管插管适应证

气管插管适合全麻手术患者、危重与呼吸心博骤停患者的抢救及非手术患者需气管插管治疗者。

2. 气管插管禁忌证

现今气管插管技术日益改进与提高，实际上可以说无绝对禁忌证，只是以下几种情况较为特殊，可列为禁忌。如严重喉水肿、急性喉炎、喉腔黏膜下血肿，喉创伤、咽喉物理性或化学性烧伤等，除紧急抢救外，一般禁忌气管插管。患有出血性血液病患者（血友病、血小板减少性紫癜症等），气管插管创伤易诱发喉腔与气管黏膜下出血或血肿，继发呼吸道急性阻塞，也列为相对禁忌证。总之，当气管插管作为以抢救为目的时，应无绝对禁忌证。

3. 气管插管病人的评估

评估患者发病原因，根据症状的不同来选择插管的方式；评估患者插管后的通气情况及呼吸、循环改善的情况；评估插管后呼吸道的湿化及痰液的颜色、性质、气味及量；观察气管插管的位置及气囊的充盈度及气囊的压力。

4. 气管插管护理

①病室空气新鲜，定时通风，保持室温 22—24 度左右，相对湿度 60％。

②工作人员在护理患者时要严格无菌操作，定时更换固定的胶布并做好口腔护理。

③更换体位时，避免气管导管过度牵拉、扭曲；注意插管固定牢固，做好标记；防止口腔插管时牙垫脱落；注意导管插入的深度及插管与头颈部的角度。

④注意观察呼吸频率、节律等，及时吸痰，保持呼吸道通畅；根据患者病情，遵医嘱给予适量的止痛药或镇静药。

⑤气囊管理：定时监测气囊压力，在给气囊放气或拔除导管前，必须清除气囊上滞留物；气道湿化：遵医嘱配置气道湿化液，每 24 小时更换一次，气管内滴入水份约 200ml/日左右，平均 每小时约 10ml，可在每次吸痰前后给予。

⑥ 拔管前指导病人进行有效的咳嗽训练；拔出气管插管后应密切观察病情变化，注意病人呼吸频率、节律、深浅度，保持呼吸道通畅。

⑦给予病人适当的心理护理，减轻病人的焦虑和不安。

⑧拔管后的护理：拔管后 4 小时内禁食，以口鼻（面）罩吸氧，禁止使用镇静剂予定时翻身、排背，鼓励患者咳嗽、咯痰。

5. 气管插管评估的临床应用

气管插管属于综合性管道，是第一类高危险性管道。作为护理人员要了解置管的目的、适应证、禁忌证；掌握管道管理原则及护理要点，熟练处理管道异常情况。

【思考题】

1. 管道评估的时间？

2. 管道评估的内容有哪些？

3. 管道管理原则及目的是什么？

（熊秀红　罗艳玲　徐善英）

第二节　老年社会环境的评估

一、老年社会环境评估概述

社会环境是指人类生存及活动范围内的社会物质、精神条件的总和。广义包括整个社会经济文化体系，狭义仅指人类生活的直接环境。社会环境按包含要素的性质和功能分为不同种类。

所谓老年社会环境评估，就是对老年人所处的社会政治环境、经济环境、法制环境、科技环境、文化环境等宏观因素的评估。通过对老年人群社会环境的评估，有利于了解与老年人健康有关的环境，促进老年健康管理的顺利进行。

二、老年社会环境评估的内容

老年社会环境包括文化背景、法律法规、社会制度、劳动条件、人际关系、社会支持、经济状况、生活方式、教育、家庭、社区等诸多方面，常见的评估包括家庭环境评估、社区环境评估、社会关系和社会支持评估等。

（一）家庭环境评估

家庭是指具有血缘、婚姻和经济供养等稳定关系的两人或更多人所组成的小群体。

家庭是老年人主要的生活环境场所。和谐的家庭关系、良好的家庭环境有助于老年人的身心健康。家庭环境评估的内容主要包括家庭成员基本资料、家庭类型和结构、家庭成员之间的关系、家庭成员的角色作用、家庭的经济状况、家庭功能、家庭压力、家庭居家处所、家庭成员对老年人生活与健康状况的认识等。

（二）社区环境评估

社区环境评估主要是了解老人生活的社区地理环境，注意有无环境污染，各种配套设施是否齐全，老人外出活动中有无不安全因素存在，有无比较适合的卫生保健机构等。评估内容包括：社区配套设施是否完整、是否有提供医疗保健服务、家庭照护以及家政服务的社区机构等。

（三）社会关系和社会支持评估

1. 社会关系及社会支持的定义

社会关系是指社会中人与人之间关系的总称。马克思指出：人的本质是一切社会关系的总和。此意即为社会关系源于人，因为有了人类，人与人之间便产生了各种复杂的关系，这些关系就统称为社会关系。社会支持是指一定社会网络运用一定的物质和精神手段对社会弱势群体进行无偿帮助的行为的总和。

2. 社会关系及社会支持对老年人的作用

国内外大量相关研究表明，良好的社会关系和家庭社会支持力度与老年人的身心调节、适应与自理能力、自我概念、期望值、生活质量以及对治疗护理的依从性、老人总体幸福指数呈正相关。

三、老年社会环境评估工具

(一)家庭功能的评估及判定方法

1. 家庭功能的 APGAR 问卷

家庭功能的 APGAR 问卷中 APGAR 是代表家庭功能 5 个部分的首个字母,主要内容如下:A(adaptation):适应度;P(partnership):合作度;G(growth):发展状况;A(affection):感情问题;R(resolve):亲密度。家庭功能的 APGAR 问卷详见表 7-1。

表 7-1　家庭功能的 APGAR 问卷

维度	问题	经常这样	有时这样	几乎很少
适应度 A(adaptation)	当我遭遇困难时,可以从家人处得到满意的帮助			
合作度 P(partnership)	我很满意家人与我讨论各种事情以及分担问题的方式			
发展状况 G(growth)	当我喜欢从事新的活动或发展时,家人能接受并给予帮助			
感情问题 A(affection)	我很满意家人对我表达情感的方式以及对我愤怒、悲伤等情绪的反应			
亲密度 R(resolve)	我很满意家人与我共度美好时光的方式			

2. 家庭功能的 APGAR 问卷 APGAR 结果判定

APGAR 问卷表中共有五个问题,每个问题有三个答案可供选择,若答"经常这样"得 2 分,"有时这样"得 1 分,"几乎很少"得 0 分,将五个问题得分相加,结果如总分在 7~10 分为家庭功能良好;4~6 分为家庭功能中度障碍;0~3 分为家庭功能严重障碍。

(二)家庭环境评估量表及结果判定

1. 家庭环境评估量表(FES-CV)

家庭环境评估量表(FES-CV)详见表 7-2。

表 7-2　家庭环境评估量表(FES)

姓名_____　　性别_____　　年龄_____

以下有一些关于家庭情况的问题,请您仔细阅读,并在符合您家庭情况的答案上进行选择,如果有些问题对大部分家庭成员符合,就选择"是",如果大部分不符合,就选择"否",现在开始吧!

序号	评估内容	评估结果	
1. 我们家庭成员都总是互相给予最大的帮助和支持		是	否
2. 家庭成员总是把自己的感情藏在心里不向其他家庭成员透露		是	否
3. 家中经常吵架		是	否
4. 在家中我们很少自己单独活动		是	否
5. 家庭成员无论做什么事都是尽力而为的		是	否

序号	评估内容	评估结果	
6. 我们家经常谈论政治和社会问题		是	否
7. 多数周末和晚上家庭成员都是在家中度过，而不外出参加社交或娱乐活动		是	否
8. 我们都认为不管有多大的困难，子女应该首先满足老人的各种需求		是	否
9. 家中较大的活动都是经过仔细安排的		是	否
10. 家里人很少强求其他家庭成员遵守家规		是	否
11. 在家里我们感到很无聊		是	否
12. 在家里我们想说什么就可以说什么		是	否
13. 家庭成员彼此之间很少公开发怒		是	否
14. 我们都非常鼓励家里人具有独立精神		是	否
15. 为了有好的前途，家庭成员都花了几乎所有的精力		是	否
16. 我们很少外出听讲座、看戏或去博物馆以及看展览		是	否
17. 家庭成员常外出到朋友家去玩并在一起吃饭		是	否
18. 家庭成员都认为做事应顺应社会风气		是	否
19. 一般来说，我们大家都注意把家收拾得井井有条		是	否
20. 家中很少有固定的生活规律和家规		是	否
21. 家庭成员愿意花很大的精力做家里的事		是	否
22. 在家中诉苦很容易使家人厌烦		是	否
23. 有时家庭成员发怒时摔东西		是	否
24. 家庭成员都独立思考问题		是	否
25. 家庭成员都认为使生活水平提高比其他任何事情都重要		是	否
26. 我们都认为学会新的知识比其他任何事都重要		是	否
27. 家中没人参加各种体育活动		是	否
28. 家庭成员在生活上经常帮助周围的老年人和残疾人		是	否
29. 在我们家，当需要用某些东西时却常常找不到		是	否
30. 在我们家吃饭和睡觉的时间都是一成不变的		是	否
31. 在我们家，有一种和谐一致的气氛		是	否
32. 家中每个人都可以诉说自己的困难和烦恼		是	否
33. 家庭成员之间极少发脾气		是	否
34. 我们家的每个人出入是完全自由的		是	否
35. 我们都相信在任何情况下竞争是好事		是	否
36. 我们对文化活动不怎么感兴趣		是	否
37. 我们常看电影或体育比赛、外出郊游等		是	否
38. 我们认为行贿是一种可以接受的现象		是	否
39. 在我们家很重视做事要准时		是	否
40. 我们家做任何事都有固定的方式		是	否
41. 家里有事时，很少有人自愿去做		是	否
42. 家庭成员经常公开地表达相互之间的感情		是	否
43. 家庭成员之间常互相责备和批评		是	否

序号	评估内容	评估结果	
44.	家庭成员做事时很少考虑家里其他人的意见	是	否
45.	我们总是不断反省自己，强迫自己尽力把事情做得一次比一次好	是	否
46.	我们很少讨论有关科技知识方面的问题	是	否
47.	我们家每个人都对1~2项娱乐活动特别感兴趣	是	否
48.	我们认为无论怎么样，晚辈都应该接受长辈的劝导	是	否
49.	我们家的人常常改变他们的计划	是	否
50.	我们家非常强调要遵守固定的生活规律和家规	是	否
51.	家庭成员都总是衷心的互相支持	是	否
52.	如果在家里说出对家事的不满，会有人觉得不舒服	是	否
53.	家庭成员有时互相打架	是	否
54.	家庭成员都依赖家人的帮助去解决他们遇到的困难	是	否
55.	家庭成员不太关心职务升迁、学习成绩等问题	是	否
56.	家中有人玩乐器	是	否
57.	家庭成员除工作学习外，不常进行娱乐活动	是	否
58.	家庭成员都自愿去做公共环境卫生	是	否
59.	家庭成员认真地保持自己房间的整洁	是	否
60.	家庭成员夜间可以随意外出，不必事先与家人商量	是	否
61.	我们家的集体精神很少	是	否
62.	我们家可以公开地谈论家里的经济问题	是	否
63.	家庭成员的意见产生分歧时，我们一直都回避它以保持和气	是	否
64.	家庭成员希望家里人独立解决问题	是	否
65.	我们家的人对获得成就并不那么积极	是	否
66.	家庭成员常去图书馆	是	否
67.	家庭成员有时按个人爱好或兴趣参加娱乐性学习	是	否
68.	家庭成员都认为要死守道德教条去办事	是	否
69.	在我们家，每个人的分工是明确的	是	否
70.	在我们家，没有严格的规则来约束我们	是	否
71.	家庭成员彼此之间都一直合得来	是	否
72.	家庭成员之间讲话时都很注意避免伤害对方的感情	是	否
73.	家庭成员常彼此想胜过对方	是	否
74.	如果家庭成员经常独自活动，会伤家里其他人的感情	是	否
75.	先工作后享受是我们家的老习惯	是	否
76.	在我们家看电视比读书更重要	是	否
77.	家庭成员常在业余时间参加家庭以外的社交活动	是	否
78.	我们认为无论怎么样，离婚是不道德的	是	否
79.	我们家花钱没有计划	是	否
80.	我们家的生活规律或家规是不能改变的	是	否
81.	家庭的每个成员都一直得到充分的关心	是	否

序号	评估内容	评估结果
82. 我们家经常自发地讨论家人很敏感的问题		是　否
83. 家人有矛盾时,有时会大声争吵		是　否
84. 在我们家确实鼓励成员都自由活动		是　否
85. 家庭成员常常与别人比较,看谁的工作学习好		是　否
86. 家庭成员很喜欢音乐、艺术和文学		是　否
87. 我们娱乐活动的主要方式是看电视、听广播而不是外出活动		是　否
88. 我们认为提高家里的生活水平比严守道德标准还要重要		是　否
89. 我们家饭后必须立即有人去洗碗		是——否
90. 在家里违反家规者会受到严厉的批评		是　否

2. 家庭环境评估量表计分方式及计分标准

(1) 家庭环境评估量表组成分析:该量表含有 10 个分量表,分别评价 10 个不同的家庭环境特征。

①亲密度:家庭成员之间互相承诺、帮助和支持的程度。

②情感表达:鼓励家庭成员公开活动,直接表达情感的程度。

③矛盾性:家庭成员之间公开表露愤怒、攻击和矛盾的程度。

④独立性:家庭成员的自尊、自信和自主程度。

⑤成功性:将一般活动如工作变为成就性或竞争性活动的程度。

⑥知识性:对政治、社会、智力和文化活动的兴趣大小。

⑦娱乐性:参与社交和娱乐活动的程度。

⑧道德宗教观:对伦理、宗教和价值观的重视程度。

⑨组织性:安排家庭活动和责任时有明确的组织和结构的程度。

⑩控制性:使用固定家规和程序来安排家庭生活的程度。

(2) 家庭环境评估量表的计分方式:家庭环境评估量表使用要求受试者具有初等以上教育程度,主试应监控受试者完成量表的全过程,在受试者不能理解多个项目时应中止测试并确认答卷无效。

90 个项目按选择的答案来评分,若回答"是"评"1"分,回答"否"评"2"分。然后按下列方式计算分量得分("I~ X"表示第"X"条目的得分)

①亲密度=(I~11-1)+(I~41-1)+(I~61-1)-[(I~1-2)+(I~21-2)+(I~31-2)+(I~51-2)+(I~71-2)+(I~81-2)]

②情感表达=(I~2-1)+(I~22-1)+(I~52-1)+(I~71-1)-[(I~12-2)+(I~32-2)+(I~42-2)+(I~62-2)+(I~82-2)]

③矛盾性=(I~13-1)+(I~33-1)+(I~63-1)-[(I~3-2)+(I~23-2)+(I~43-2)+(I~53-2)+(I~73-2)+(I~83-2)]

④独立性=(I~4-1)+(I~54-1)-[(I~14-2)+(I~24-2)+(I~34-2)+(I~44-2)+(I~64-2)+(I~74-2)+(I~84-2)]

⑤成功性=(I~55-1)+(I~65-1)-[(I~5-2)+(I~15-2)+(I~25-2)+(I~35-2)+(I~45-2)+(I~75-2)+(I~85-2)]

⑥知识性＝（I～16－1）＋（I～36－1）＋（I～46－1）＋（I～76－1）－［（I～6－2）＋（I～26－2）＋（I～56－2）＋（I～66－2）＋（I～86－2）］

⑦娱乐性＝（I～7－1）＋（I～27－1）＋（I～57－1）＋（I～87－1）－［（I～17－2）＋（I～37－2）＋（I～47－2）＋（I～67－2）＋（I～77－2）］

⑧道德宗教观＝（I～18－1）＋（I～38－1）＋（I～88－1）－［（I～8－2）＋（I～28－2）＋（I～48－2）＋（I～58－2）＋（I～68－2）＋（I～78－2）］

⑨组织性＝（I～29－1）＋（I～49－1）＋（I～79－1）－［（I～9－2）＋（I～19－2）＋（I～39－2）＋（I～59－2）＋（I～69－2）＋（I～89－2）］

⑩控制性＝（I～10－1）＋（I～20－1）＋（I～60－1）＋（I～70－1）－［（I～30－2）＋（I～40－2）＋（I～50－2）＋（I～80－2）＋（I～90－2）］

（3）家庭环境评估量表的划界标准

家庭环境评估量表的划界标准见表7－3。

表7－3 家庭环境评估量表的划界标准

因子名称	低分	中等	高分
亲密度	0～5	6～8	9
情感表达	0～4	5～7	8～9
矛盾性	0～1	2～5	6～9
独立性	0～3	4～7	8～9
成功性	0～5	6～8	9
文化性	0～3	4～7	8～9
娱乐性	0～3	4～6	7～9
道德宗教观	0～4	5～7	8～9
组织性	0～5	6～8	9
控制性	0～2	3～5	6～9

（三）社会关系及社会支持评估量表及结果判定

可以通过访谈及观察方法评估老人是否有社会支持和社会关系网络，还可通过量表对老人的社会关系及社会支持力度进行评估。社会支持是影响人们社会生活的重要因素。社会支持从性质上可以分为两类，一类为客观的支持，这类支持是可见的或实际的，包括物质上的直接援助、团体关系的存在和参与等。另一类是主观的支持，这类支持是个体体验到的或情感上感受到的支持，指的是个体在社会中受尊重、被支持与理解的情感体验和满意程度与个体的主观感受密切相关。

1. 社会支持评定量表（SSRS）及评价标准

（1）社会支持评定量表（SSRS）：目前采用的社会支持评估表多采用多轴评价法。社会支持评定量表（SSRS）有10个条目，包括客观支持（3条）、主观支持（4条）和对社会支持的利用度（3条）等三个维度。通过该量表可以了解个体的社会支持水平，能更好地帮助人们适应社会和环境，提高个体的身心健康水平。社会支持评定量表见表7－4。

表 7-4 社会支持评定量表 SSRS

指导语：下面的问题用于反映您在社会中所获得的支持，请按各个问题的具体要求，根据您的实际情况写，谢谢您的合作。

序号	评估项目	评估内容	评分标准	得分
1	您有多少关系密切，可以得到支持和帮助的朋友？（只选一项）	（1）一个也没有 （2）1~2 个 （3）3~5 个 （4）6 个或 6 个以上	1 2 3 4	
2	近一年来您：（只选一项）	（1）远离家人，且独居一室 （2）住处经常变动，多数时间和陌生人住在一起 （3）和同学、同事或朋友住在一起 （4）和家人住在一起	1 2 3 4	
3	您和邻居：（只选一项）	（1）相互之间从不关心，只是点头之交 （2）遇到困难可能稍微关心 （3）有些邻居很关心您 （4）大多数邻居都很关心您	1 2 3 4	
4	您和同事：（只选一项）	（1）相互之间从不关心，只是点头之交 （2）遇到困难可能稍微关心 （3）有些同事很关心您 （4）大多数同事都很关心您	1 2 3 4	
5	从家庭成员得到的支持和照顾（在合适的框内划"√"）	夫妻 父母 儿女 兄弟姐妹 其他成员（如嫂子）	每项从无/极少、一般、全力支持分别计分 1—4 分	
6	过去，在您遇到急难情况时，曾经得到的经济支持和解决实际问题的帮助的来源有：	（1）无任何来源 （2）下列来源（可选多项） A、配偶；B、其他家人；C、亲戚；D、同事；E、工作单位；F、党团工会等官方或半官方组织；G、宗教、社会团体等非官方组织；H、其它（请列出）	有几个来源计几分	
7	过去，在您遇到急难情况时，曾经得到的安慰和关心的来源有：	（1）无任何来源 （2）下列来源（可选多项） A、配偶；B、其他家人；C、亲戚；D、同事；E、工作单位；F、党团工会等官方或半官方组织；G、宗教、社会团体等非官方组织；H、其它（请列出）	有几个来源计几分	
8	您遇到烦恼时的倾诉方式：（只选一项）	（1）从不向任何人诉讼 （2）只向关系极为密切的 1~2 个人诉讼 （3）如果朋友主动询问您会说出来 （4）主动诉讼自己的烦恼，以获得支持和理解	1 2 3 4	
9	您遇到烦恼时的求助方式：（只选一项）	（1）只靠自己，不接受别人帮助 （2）很少请求别人帮助 （3）有时请求别人帮助 （4）有困难时经常向家人、亲友、组织求援		

序号	评估项目	评估内容	评分标准	得分
10	对于团体（如党组织、宗教组织、工会、学生会等）组织活动，您： （只选一项）	（1）从不参加 （2）偶尔参加 （3）经常参加 （4）主动参加并积极活动	1 2 3 4	

（2）社会支持评定量表（SSRS）的评价标准：社会支持评定量表满分 40 分：客观支持分：2、6、7 条评分之和；主观支持分：1、3、4、5 条评分之和；对支持的利用度：8、9、10 条评分之和。分数越高，社会支持度越高，一般认为评分＜20 分，为获得社会支持较少；20～30 分，为具有一般的社会支持度；30～40 分，为具有满意的社会支持度。

2. 领悟社会支持量表（PSSS）

领悟社会支持量表（PSSS）是一种强调个体自我理解和自我感受的社会支持量表，分别测定个体领悟到的来自各种社会支持源如家庭、朋友和其他人的支持程度，同时以总分反映个体感受到的社会支持总程度。

（1）领悟社会支持量表（PSSS）：见表 7-5。

表 7-5　领悟社会支持量表（PSSS）

指导语：以下有 12 个句子，每一个句子后面有 7 个答案。请您根据自己的实际情况在每句后面选择一个答案。例如，选择（1）表示您极不同意，即说明您的实际情况与这一句子极不相符；选择（7）表示您极同意，即说明您的实际情况与这一句子极相符；选择（4）表示中间状态。其余类推。

序号	评估内容	评分标准	得分
1	在我遇到问题时，有些人（领导、亲戚、同学）会出现在我身旁	选项得分 （1）极不同意 1 分 （2）很不同意 2 分 （3）稍不同意 3 分 （4）中立 4 分 （5）稍同意 5 分 （6）很同意 6 分 （7）极同意 7 分	
2	我能够与有些人（领导、亲戚、同学）共享快乐与忧伤		
3	我的家庭能够切实具体地给我帮助		
4	在需要时，我能够从家庭获得感情上的帮助和支持		
5	当我有困难时，有些人（领导、亲戚、同学）是安慰我的真正源泉		
6	我的朋友们能真正地帮助我		
7	在发生困难时，我可以依靠我的朋友们		
8	我能与自己的家庭谈论我的难题		
9	我的朋友们能与我分享快乐和忧伤		
10	在我的生活中，有些人（领导、亲戚、同学）关心着我的感情		
11	我的家庭能心甘情愿协助我做出各种决定		
12	我能与朋友们讨论自己的难题		
评价			

（2）领悟社会支持量表（PSSS）评价标准：总分在 12～36 分之间为低支持状态；总分在 37～60 分之间为中间支持状态；总分在 61～84 之间为高支持状态。总分越高，说明

个体的社会支持越高。

【思考题】

1. 老年社会环境常见的评估内容包括哪些？

2. 家庭功能的 APGAR 问卷中 APGAR 是代表家庭功能 5 个部分的首个字母，分别代表哪些家庭功能？

（徐一方　肖洪松）

第三节　老年人生活质量的评估

一、生活质量概述

（一）生活质量的定义

WHO 将生活质量定义为：不同的文化、价值体系中的个体对与他们的目标、期望、标准及与关心事情有关的生活状态的综合满意程度及对个人健康的一般感觉。一般认为生活质量是对个人或群体所感受到躯体、心理、社会各方面良好适应状态的一个综合测量。

1994 年经中华医学会老年医学专业委员会流行病学学术小组全体专家讨论，我国对老年人生活质量定义如下：老年人生活质量是指 60 岁及以上老年人群对自己的身体、精神、家庭和社会生活美满的程度和对老年生活的全面评价。

（二）生活质量的分类

生活质量的分类从心理学、哲学、医学及社会学多个角度多个学科综合考虑，分为三个层次（广义）。

低层次生活质量强调的是维持生存，保持躯体完好，消除病痛以及维持生存所需的基本功能，主要面向患者。这个层次的生活质量实际是指生存质量，关注重点在生理（食、睡、性）方面以维持生存。

中层次生活质量不仅维持生存，而且强调生活丰富、心情舒畅和与社会的和谐，即生活得好，中层次生活质量看中的是生活的内容，是比较广义的生活质量。对老人而言，其内涵可界定为老人对其生活的自然、社会条件以及自身状况的主观评价和体验，即对其整个生活条件和状况的主观满意评价，其关注重点除基本的生理、安全外，还包括爱与隶属、尊重等更高层次的要求。

高层次生活质量不但强调中层次的生活质量，而且还看重自身价值和自我实现的认知以及对社会的责任和义务。

（三）生活质量的内容

生活质量的内容比健康更广，目前与健康相关的生活质量评估包括以下方面：

1. 躯体健康

躯体健康是生活质量评价的重点，常包括以下内容：

①老人所患疾病的躯体症状，如疼痛、眩晕、躯体不适等。

②老人的日常活动能力：其中包括正常人日常活动中所必须完成的动作，如吃饭、穿衣、上下床、排泄等。

③老人的工具性日常活动能力：反映社会适应的躯体功能，如买菜、做饭、管理钱财等。

④老人自身的主观身体健康：个人对身体健康的评估。

2. 心理健康

老人心理健康主要包括：

①老人的焦虑、抑郁感。

②老人正相健康感觉：常包括老人的幸福度和老人的生活满意度。

③老人的行为情绪控制：包括在特殊时期的思想、情感和行为的控制。

④老人的认知功能：包括在时间、地点、人物的定向，记忆力，思维等方面的认知。

3. 社会功能

良好的家庭、社会支持以及正常的社会接触是健康的重要组成，通常包括：

①老人的社会资源：主要包括老人社会关系网的质量和数量。

②老人的人际交往：老人与亲戚、朋友、邻居、同事等的接触频度。

4. 角色功能

老人在家庭中扮演着不同的社会角色，家庭社会角色的正常扮演也是老年健康的重要表现，家庭角色转换是疾病的后果之一，如多种慢性病引起的角色转换。有时角色功能被分散在心理和社会健康之中。

二、生活质量评估的目的及意义

生活质量评估不但测量负向健康，也反映健康的积极方面。生活质量不但测量躯体健康状况，同时也获得一些老人主观感受的资料，如对自身健康状况的认识、幸福指数、疼痛、满意度等。通过对老人生活质量的评估，让老人参与自身及家属疾病的诊断、医疗决策和治疗方案的选择，以便让临床医疗疗效更好的兼顾老人生存的时间及生存质量。

三、生活质量评定量表及方法

按照评定的目的和内容的不同，生活质量的评定有不同的方法。本文主要介绍生活满意度量表评定法。

（一）生活满意度评定量表（LSR）

生活满意度量表包括三个独立的分量表，其一是他评量表，即生活满意度评定量表，简称 LSR（Life Satisfaction Rating Scales）；另两个分量表是自评量表，分别为生活满意度指数 A 和生活满意度指数 B，简称 LSIA 和 LSIB。

1. 生活满意度评定量表（LSR）

生活满意度评定量表是他评量表，LSR 包含有 5 个 1~5 分制的子量表。下面的一些陈述是人们对生活的不同感受，请参照以下陈述，选出比较符合被试实际情况的项目。生活满意度评定量表见表 7-6。

表 7-6　生活满意度评定量表（LSR）

表 A.　热情与冷漠
1. 充满热情地谈到若干项活动及交往。感觉"当前"是一生中最美好的时光。喜爱做事情，甚至待在家里也感到愉快。乐于结交新朋友，追求自我完善。对生活的多个领域表现出热情。（5分）
2. 有热情，但仅限于一、二项特殊的兴趣，或仅限于某个阶段。当事情出现差错并可能妨碍其积极享受生活时可表现出失望或生气。即使是很短的时间也要预先做出计划。（4分）
3. 对生活淡泊。似乎从所从事的活动中得不到什么乐趣。追求轻松和有限度的参与。可能与许多活动、事物或人完全隔离。（3分）
4. 认为生活的绝大部分是单调的，可能会抱怨感到疲乏。对许多事感到厌烦。即使参与某项活动也几乎体会不到意义或乐趣。（2分）
5. 生活就像例行公事，认为没有任何事情值得去做。（1分）

表 B.　决心与不屈服
1. 奋斗不息的态度：宁可流血也不低头。有抗争精神：抵抗到底、决不放弃。积极的人格：坏事和好事都能承受，尽力而为之。不愿改变过去。（5分）
2. 能够面对现实。"我对自己的遭遇没有怨言"、"我随时准备承担责任"、"只要去寻找就一定能发现生活中美好的一面"。不介意谈论生活中的困难，但也不过分渲染之。"人不得不有所放弃"。（4分）
3. 自述："我曾经攀上顶峰也曾跌入低谷，我有时在峰顶、有时却在谷底"。对生活中遇到的困难流露出遭受外在惩罚及内在惩罚的感觉。（3分）
4. 感到由于得不到休息而未能将事情办得更好，感觉现在的生活与45岁时截然不同，越来越糟了。"我努力工作，却什么也没有得到"。（2分）
5. 谈论自己未能承受的打击（外在惩罚），反复责怪自己（内在惩罚）。被生活所压倒。（1分）

表 C.　愿望与已实现目标的统一
1. 感到已完成了自己想做的一切。已经实现或即将实现自己的人生目标。（5分）
2. 对生活中失去的机遇感到有些懊悔。"也许我应该更好地把握住那些机会"。尽管如此，仍感到生活中自己想做的事情均已完成得相当成功。（4分）
3. 失去的机遇和把握住的机遇各占一半。如果能重新开始人生，宁愿干一些不同的事情，或许该接受更多的教育。（3分）
4. 为失去重要的机遇而懊悔，但对自己在某一领域（也许是其专业）中所取得的成绩感到满足。（2分）
5. 感到失去了生活中的大多数机遇。（1分）

表 D.　自我评价
1. 感觉正处在自己的最佳时期。"我现在做事比以往任何时候做得都好"，"没有比现在更美好的时光了"。认为自己聪明、完美、有吸引力；认为自己对别人很重要。认为有资格随心所欲。（5分）
2. 感觉自己比一般人幸运。有把握适应生活的各种艰辛。"退休只是换个事情而已"。对健康方面出现的任何问题均能正确对待。感到有资格随心所欲。"我想做的事情均能去做，但不会过度劳累自己"。感到能处理好自己与周围环境的关系。（4分）
3. 认为自己至少能够胜任某一领域，例如工作。但对能否胜任其他领域持怀疑态度。意识到自己已经失去了年轻时的活力，但能够面对现实。感到自己不那么重要了，但并不十分介意。感到自己有所得，也有所付出。随着年纪变老感到身体各方面的状况普遍下降，但并非严重下降。认为自己的健康情况好于平均水平。（3分）
4. 感到别人看不起自己，谈到人变老时往往感到绝望。试图抵御岁月的侵袭。（2分）
5. 感到老了、没有用了，或者快没有用了。贬低自己。"我已经成了别人的累赘"。（1分）

表 E.　心境
1. "现在是我一生中最美好的时光"。几乎总是愉快的、乐观的。在旁人眼里其快乐似乎有些脱离现实，但又不像是装模作样。（5分）
2. 生活中寻找快乐，知道快乐之所在并把快乐表现出来。有许多似乎属于青年人的特点。通常是正性的、乐观的情感。（4分）
3. 宛若一艘性情平和的船在缓缓地移动，一些不愉快均被正性心境所中和。总体上为中性到正性的情感，偶尔可表现出急躁。（3分）
4. 事情宁静、平和。总体上为中性到负性情感。有轻度的忧郁。（2分）
5. 悲观、抱怨、痛苦，感到孤独，许多时间里感到忧郁，有时在与人接触时会发脾气。（1分）

2. 生活满意度指数 A（LSIA）

生活满意度指数 A，简称 LSIA（Life satisfaction index A，LAIA）。LSI 由与 LSR 相关程度最高的 20 项同意—不同意式条目组成。生活满意度指数主要反映正相健康的指标是自评量表。生活满意度是指个人对生活总的观点，实际与期望、自己与他人之间的差距。它包括生活的兴趣、决心与毅力、知足感、自我概念及情绪 5 个方面。生活满意度指数 A 见表 7-7。

表 7-7　生活满意度指数 A（LSI）

下面的一些陈述涉及人们对生活的不同感受。请仔细阅读下列陈述，如果你同意该观点，就请在"同意"之下做一记号；如果不同意该观点，请在"不同意"之下做一记号；如果无法肯定是否同意，则在"不确定"之下做一记号。请务必回答每一个问题。

项目及内容	同意	不同意	不确定
1. 当我老了以后发现事情似乎要比原先想象的好。			
2. 与我所认识的多数人相比，我更好地把握了生活中的机遇。			
3. 现在是我一生中最沉闷的时期。			
4. 我现在和年轻时一样幸福。			
5. 我的生活原本应该更好些。			
6. 现在是我一生中最美好的时光。			
7. 我所做的事多半是令人厌烦和单调乏味的。			
8. 我估计最近能遇到一些有趣的和令人愉快的事。			
9. 我现在做的事和以前做的事一样有趣。			
10. 我感到老了、有些累了。			
11. 我感到自己确实上了年纪，但我并不为此而烦恼。			
12. 回首往事，我相当满足。			
13. 即使能改变自己的过去，我也不愿有所改变。			
14. 与其他同龄人相比，我曾做出过较多愚蠢的决定。			
15. 与其他同龄人相比，我的外表较年轻。			
16. 我已经为一个月甚至一年后该做的事制订了计划。			
17. 回首往事，我有许多想得到的东西均未得到。			
18. 与其他人相比，我惨遭失败的次数太多了。			
19. 我在生活中得到了相当多我所期望的东西。			
20. 不管人们怎样说，许多普通人是越过越糟，而不是越过越好了。			
合计			

注：为 1、2、4、6、8、9、11、12、13、15、16、19 正序记分项目，3、5、7、10、14、17、18、20 为反序记分项目。

3. 生活满意度指数 B（LSIB）

生活满意度指数 B，简称 LSIB（Life satisfaction index B，LSIB）。LSIB 则由 12 项与 LSR 高度相关的开放式、清单式条目组成，是自评量表。生活满意度指数 B 详见表 7-8。

表 7-8　生活满意度指数 B（LSIB）

项目及内容	评分标准
1. 你这个年纪最大的好处是什么？	1分……积极的答案 0分……没有任何好处
2. 今后五年你打算做什么？你估计今后的生活会有什么变化？	2分……变好，或无变化 1分……无法预料，"各种可能性都有" 0分……变坏
3. 你现在生活中最重要的事情是什么？	2分……任何自身之外的事情，或令人愉快的对未来的解释 1分……"维持现状"、保持健康或工作 0分……摆脱现在的困境，或"目前什么重要的事情也没有"，或提起以往的经历
4. 与早期的生活相比，你现在是否幸福？	2分……现在是最幸福的时期，过去和现在同样幸福；或无法比较出何时更幸福 1分……最近几年有些不如以前了 0分……以前比现在好，目前是最糟糕的时期
5. 你是否曾担心人们期望你做的事你却不能胜任——你无法满足人们对你的要求？	2分……不曾担心 1分……略有些担心 0分……担心
6. 如果你想怎样就能怎样，那么你最喜欢生活在哪里（国家名）？	2分……目前所在地 1分……任何地方都行 0分……任何其他地方
7. 你感到孤独的时间有多少？	2分……从未有过 1分……有时 0分……经常，十分频繁
8. 你感到生活无目的的时间有多少？	2分……从未有过 1分……有时 0分……经常，十分频繁
9. 你希望将来与好朋友在一起的时间更多一些还是自己独处的时间更多一些？	2分……现在这样很好 1分……与朋友在一起的时间更多一些 0分……自己独处的时间更多一些
10. 你在目前的生活中发现多少不幸的事情？	2分……几乎没有 1分……有一些 0分……许多
11. 当你年迈之后，事情比原先想象的好还是不好？	2分……好 1分……和预期的差不多 0分……不好
12. 你对自己生活的满意程度如何？	2分……非常满意 1分……相当满意 0分……不太满意

4. 生活满意度评定量表结果判定

表格施测时间建议：总共约 15~20 分钟，每个表格预计 5 分钟。

结果评定：

LSR 得分在 5（满意度最低）和 25（满意度最高）之间；LSIA 得分从 0（满意度最低）到 20（满意度最高）；LSIB 得分从 0（满意度最低）到 22（满意度最高）。

总分在 31~35 分之间：你对生活特别满意；

26~30 分：非常满意；

21~25 分：大体满意；

20 分：无所谓满意不满意；

15~19 分：不大满意；

10~14 分：不满意；

5~9 分：特别不满意。

（二）老年幸福度量表（MUNSH）

幸福度是心理学中用来反映和评价老年人内部心理状况的常用概念。影响老年人幸福感的主观因素主要有个性特点、自尊心、自我概念、心理成熟度等，客观因素有家庭气氛、社会关系、经济状况、健康状况和各种生活事件。

1. 老年幸福度量表

老年幸福度量表（MUNSH）是基于正性情感和负性情感之间的平衡。MUNSH 由 24 个条目组成，每个条目是关于情感或体验的一句话。10 个条目反映情感，其中正性情感（PA）和负性情感（NA）各 5 条；另 14 个条目反映体验，其中正性体验（PE）和负性体验（NE）各 7 条。要求被测试者依据近期生活感受回答"是"（2 分），"否"（0 分）或"不知道"（1 分）。老年幸福度量表（MUNSH）见表 7-9。

表 7-9 老年幸福度量表（MUNSH）

序号	评估内容	评分标准			得分
		是	不知道	否	
1	你处于巅峰状态吗？	2	1	0	
2	你情绪很好吗？	2	1	0	
3	你对自己的生活特别满意吗？	2	1	0	
4	你感到很走运吗？	2	1	0	
5	你烦恼吗？	2	1	0	
6	你非常孤独或与人疏远吗？	2	1	0	
7	你忧虑或非常不愉快吗？	2	1	0	
8	你会因为不知道将会发生什么事情而担心吗？	2	1	0	
9	你为自己目前的生活状态感到哀怨吗？	2	1	0	
10	总的来说，生活处境变得使你满意吗？	2	1	0	
11	这段时间是你一生中最难受的时期吗？	2	1	0	

序号	评估内容	评分标准			得分
		是	不知道	否	
12	你像年轻时一样高兴吗？	2	1	0	
13	你所做的大多数事情都单调或令你厌烦吗？	2	1	0	
14	过去你感兴趣做的事情，现在仍然乐在其中吗？	2	1	0	
15	当你回顾一生时，感到相当满意吗？	2	1	0	
16	随着年龄的增加，一切事情更加糟糕吗？	2	1	0	
17	你感到孤独吗？	2	1	0	
18	今年一些小事使你烦恼吗？	2	1	0	
19	如果你能随便选择自己的住处的话，你愿意选择哪里？	2	1	0	
20	有时你感到活着没意思？	2	1	0	
21	你现在和年轻是一样快乐吗？	2	1	0	
22	大多数时候你感到生活是艰辛的？	2	1	0	
23	你对你当前的生活满意吗？	2	1	0	
24	和同龄人相比，你的健康状况与他们差不多，甚至更好些？	2	1	0	

2. 老年幸福度量表评分细则

对 24 个条目，要求被测试者依据近期生活感受回答"是"（2 分），"否"（0 分）或"不知道"（1 分）。计算总分。

PA（正性情感）条目：1、2、3、4、10。

NA（负性情感）条目：5、6、7、8、9。

PE（一般正性体验）条目：12、14、15、19、21、23、24。

NE（一般负性体验）条目：11、13、16、17、18、20、22。

总分＝PA－NA＋PE－NE

其中：第 19 项"现在住地"记 2 分，"别的住地"记 0 分；第 23 项答"满意"记 2 分，"不满意"记 0 分；

得分范围：－24 至＋24。为了便于计算，加上常数 24。记分范围 0 至 48。依据总得分高低判定老人幸福度程度。得分越高，提示老人幸福度越高。

【思考题】

1. 我国对老年人生活质量定义是什么？

2. 生活质量的分类分为几个层次？每个层次的核心要点是什么？

3. 老年人生活质量常见的评估量表有哪些？至少列举 2 个。

（徐一方　吴仕英）

第四节 临终关怀的评估

一、临终关怀的定义

临终关怀（Hospice care）是指由多学科、多专业的人员组成的临终关怀团队为临终患者提供的全面照护，以缓解临终患者的痛苦，维护临终患者的尊严，使其无痛苦、舒适、安宁地度过人生的最后旅程。

临终关怀是人类社会文明进步的体现，是对于生命的最后关照，其中的根本问题就是如何看待死亡。临终关怀体现了医护职业道德的崇高核心内容就是尊重患者的意愿，包括生命价值和人格尊严。

二、临终关怀的发展史及相关概念

临终关怀打破了以医生为主导的治疗模式，将尊重患者的意愿放到第一位，这无疑是对传统西医理念和传统孝道文化两大习惯认知的挑战。西医理念是将延续生命作为最高目标而忽略生命的质量；传统孝道文化是将放弃创伤性治疗等同于放弃亲人生命而不孝。临终关怀回归到死亡本有的自然属性、社会属性和精神属性，强调生命是身心统一的整体，患者的精神层面受到重视，将临终者从无望的机械性救治中解放出来，赋予其自主支配生命的自由。

（一）临终关怀发展史及现状

临终关怀是社会文明进步的重要标志，它起始于英国的圣克里斯多费医院。1976 年英国护士桑德斯（CicellSaunders）创办了世界著名的临终关怀机构圣克里斯多弗临终关怀院（ST. ChristophersHospice），使垂危病人在人生旅途的最后一段过程得到需要的满足和舒适的照顾，"点燃了临终关怀运动的灯塔"。1990 年后亚洲的日本、新加坡以及中国的香港、中国台湾相继成立了专门的临终关怀机构。

1988 年 7 月 15 日，美籍华人黄天中博士与天津医学院院长吴咸中教授及崔以泰副院长合作，共同创建了我国第一个临终关怀研究机构——天津医学院临终关怀研究中心。1998 年李嘉诚先生捐资汕头大学医学院第一附属医院建立了宁养院，开创了国内宁养医疗服务。此后，李嘉诚先生陆续捐资国内 30 家重点医院开展宁养医疗服务。2006 年 4 月，中国生命关怀协会成立。该协会的成立标志着我国的临终关怀事业进入了一个新的发展时期，临终关怀有了一个全国性行业管理的社会团体。此后，中国的临终关怀事业有所发展，临终关怀机构逐步建立，全国已由 2006 年百余家发展到现在的 600 余家。临终关怀的组织形式主要有：

①专门的临终关怀机构：专门的临终关怀机构是指不隶属于任何医疗护理或其他医疗保健服务机构的临终关怀服务基地，如临终关怀医院等。

②附设的临终关怀机构：附设的临终关怀机构是指在医院、护理院、养老院、社区保健站、家庭卫生保健服务中心等机构内设置的临终关怀病区如综合性医院内附设临终关怀病房，此类机构属于最常见的一种临终关怀服务机构。

③家庭型临终关怀：家庭型临终关怀又称为"居家照护"，指临终病人住在自己家中，由病人家属提供基本的日常照护，并由临终关怀机构常规地提供病人和家属所需的各种临终关怀服务。

面对我国人口老龄化严重现象，中国生命关怀协会秘书长罗冀兰组织团队用两年时间开展了《中国城市老年护理与临终关怀服务现状调查与政策研究》课题研究。结果显示，即便是大城市，临终关怀资源也十分匮乏，京、津、沪等地临终关怀机构型和社区居家型的床位数与实际需要量相差巨大，我国高等医学院校还没有设立相应的专业，临终与死亡研究及死亡教育课程极为薄弱；全社会的临终关怀意识很淡薄，人们不能正确地理解和接受临终关怀的理念和服务。可喜的是，研究中发现，目前在国内医科院校和卫生职业院校的临床医学专业、护理专业、公共卫生专业、全科医师专业以及在职医生、护士的继续教育系列中已陆续开设了临终关怀课程。很多专家学者陆续从事临终关怀的研究，更多的护理人员将充分发挥爱心与技能投入并从事到这一新的护理领域中去，必将促进临终事业的发展。

（二）临终关怀相关的几个概念

1. 姑息治疗与姑息医学

（1）姑息治疗

世界卫生组织对姑息治疗的定义是"姑息治疗医学是对那些对治愈性治疗不反应的病人完全的主动的治疗和护理。控制疼痛及有关症状，并对心理、社会和精神问题予以重视。其目的是为病人和家属赢得最好的生活质量。姑息治疗同样适用于早期肿瘤病人，将姑息治疗与抗肿瘤治疗相结合"。并进一步解释为："姑息治疗要坚定生命的信念，并把死亡看作是一正常的过程，既不促进也不推迟死亡，把心理和精神治疗统一在一起。提供一个支持系统使病人在临终前过一种尽可能主动的生活，对病人家属也提供一个支持系统，使他们能应付及正确对待病人生存期间的一切情况，以及最后自己所承受的伤痛"。

（2）姑息医学

姑息医学是一门交叉学科，姑息治疗不等于临终关怀。姑息医学最早于1987年在英国被批准作为一门医学专业，对其描述是："……对患活动性、进行性、预后有限的晚期疾病的患者进行研究、治疗和关怀照护，焦点是生命质量"。2002年WHO将其正式定义为：通过早期识别、积极评估、控制疼痛和治疗其他痛苦症状，包括躯体的、社会心理和宗教的干扰，预防和缓解身心痛苦，从而改善面临生命威胁的患者和他们的亲人的生命质量。姑息医学在香港地区翻译为"舒缓医学"，台湾地区称为"缓和医学"，澳门地区称为"康宁医学"。

2. 死亡的概念

传统医学把呼吸、心脏功能的永久性停止作为死亡的标志。但由于心肺复苏术的普及、医疗技术的进步，死亡的概念也因此而发生了变化。对全脑功能停止的脑死亡患者，在自主呼吸停止后，仍能靠人工呼吸等措施在一定时间内维持全身的血液循环和除脑以外的各器官的机能活动。医学科学的发展与人们对死亡认识的改变，必然导致关于"死亡"概念更新的问题，目前临床上常用的死亡概念主要包括濒死、死亡、心死亡和脑死亡。

濒死（dying）：即临终，指病人接受综合性和姑息性的治疗后，病情没有实质性好转或出现加速恶化，各种迹象显示生命即将终结。

死亡（death）：指生命活动不可逆的终止。

心死亡（heart death）：指呼吸、心跳停止的死亡。

脑死亡（brain death）：即大脑、中脑、小脑和脑干的不可逆功能丧失，是生命活动结束的象征。

"脑死亡"的概念逐渐被人们所接受。

（三）临终关怀的理念及原则

临终关怀是以患者为中心的照料，而不是以疾病为中心的治疗。因此临终关怀的根本原则是以提升生活质量为重心，以缓解症状和舒服的治疗（舒缓医疗）为手段，维护临终老人的尊严。临终关怀的理念主要有以下几点。

1. 突出以人为本

临终关怀重视人本身，而非仅是疾病，将以治愈为主的治疗转变为以对症为主的照料。

2. 提升尊严品质

临终关怀提倡尊严死，尊重临终患者的尊严和权利。

3. 注重生活质量

临终关怀重视生活质量，既不促进也不延迟患者死亡，以延长患者的生存时间转变为提高患者的生命质量。

4. 关注亲属感受

临终关怀通过正面、积极和技巧性沟通，注重临终患者家属的心理支持。

三、临终关怀的评估对象

临终关怀的评估对象首先是指晚期肿瘤患者和一些存在疾病进展、器官衰竭而且现有医学没有有效治疗手段的非肿瘤患者，主要包括患有恶性疾病，生命垂危濒临死亡的病人，如癌症晚期患者、终末期心脏疾病、艾滋病晚期等不治之症。现阶段，临终关怀的评估对象实际上是绝大多数晚期肿瘤患者。同时，临终关怀的对象还包括病人的家属，在陪伴着亲人走到生命尽头的过程中，对家属给予坚强的支持与安慰。因此，临终关怀的对象就包括垂危的患者、生命晚期的老人以及患者家属。

四、临终关怀评估的目的及意义

临终关怀的评估目的是为了更好地完成临终关怀的主要任务及达到临终关怀的目标。临终关怀的主要任务包括对症治疗、家庭护理、缓解症状、控制疼痛、减轻或消除病人的心理负担和消极情绪。临终关怀目标是关心临终患者并提高患者的生命质量，减轻因临终末期病症所引起的病痛与其他生理症状，排解心理问题和精神烦恼，令老人内心宁静地面对死亡。同时满足临终老人在生命最后一段日子中的需要，在为临终老人服务及其逝世后，继续为其家属提供慰藉，并帮助病患老人承担一些劳累与压力。

通过临终关怀任务的完成及目标的实施，达到和缓医疗，提升老人的生命质量，维护老人的临终尊严。

五、临终关怀的评估内容

（一）一般医学评估

1. 医学生理学方面的评估

医学生理学方面的评估主要通过疾病病史及涉及情感、身体、心理及其他相关病史，详细了解患者基本疾病情况，还要了解患者的家庭和社会背景，并通过系统和全面的检查，结合辅助检查结果，评估患者的生理改变及警惕濒死征象。

医学生理学评估的重点是评估患者肌肉张力情况、胃肠道蠕动、循环功能、呼吸功能改变以及感知觉、意识改变、疼痛、临近死亡的体征等，目的是依据评估结果开展适当的治疗，使病人病痛得到减轻，身体状况得到适当改善，增加舒适感。

2. 老年综合征或老年问题的评估

临终老人常伴发多种老年综合征，如痴呆、尿便失禁、谵妄、帕金森综合征、多重用药、跌倒等；同时也会发生一些老年问题如压疮、吸入性肺炎、吞咽困难等。医护人员应密切观察，必要时做相应的评估及干预。

（二）心理学方面

利用心理学知识，结合临终患者心理改变，为病人做好心理改变否认期、愤怒期、协议期、忧郁期、接受期5个分期的评估。依据分期进行适宜的照护，最主要是要尊重患者的权利，尽量满足患者的临终要求，减轻他们的身心痛苦，提高最后的生命质量。

（三）社会学方面

每个老人都有自己生活的社会圈子及社会环境，对老人生活的社会学方面开展评估的目的是要依靠社会力量，如单位、亲戚、朋友以及一些临终关怀志愿者们来共同关心老人，让其感到社会的温暖，人间的真情，心理得到宽慰和满足，使病人在祥和的气氛中安乐地告别人生。

（四）死亡的评估

1. 心死亡及死亡分期

人的生命迹象表现形式多样，其中呼吸和心跳是最容易观察和测定的，最不容易让人产生歧义，因此心脏停止跳动是人类公认的死亡标准，也是我国现行法律承认的死亡标准。心死亡分期评估标准如下：

（1）濒死期：濒死期（agonal stage）是死亡过程的开始阶段，机体各系统功能严重紊乱，中枢神经系统脑干以上功能处于抑制状态；表现为意识模糊或丧失；各种反射减弱或迟钝；肌张力减退或消失；心跳减弱、血压下降、呼吸微弱或出现潮式及间断呼吸。

（2）临床死亡期：临床死亡期（clinical death stage）表示中枢神经系统的抑制过程已由大脑皮质扩散到皮质下部位，延髓处于极度抑制状态。临床死亡期表现为心跳、呼吸完全停止，瞳孔散大，各种反射消失，但各种组织细胞仍有微弱而短暂的代谢活动。此期一般持续5~6分钟，时间过长，大脑将发生不可逆的变化。

（3）生物学死亡期：生物学死亡期（biological death stage）是死亡过程的最后阶段。整个中枢神经系统及器官的新陈代谢相继停止，并出现不可逆的变化，整个机体不可能复活。随着生物学死亡期的进展，相继出现尸冷（algor mortis）、尸斑（livor mortis）、尸僵（rigor mortis）、尸体腐败（postmortem decomposition）等现象。

2. 脑死亡

脑死亡是脑组织或脑细胞全部死亡，包括大脑、中脑、小脑和脑干的全部功能完全而永久不可逆的丧失和停止。1968年美国哈佛大学医学院特设委员会提出的"脑死亡"诊断标准为：

（1）对外部刺激和内部需要无接受性和无反应性：患者对外部刺激或内部需要完全无知觉和完全无反应－－这就是对不可逆性昏迷的定义，即使最强烈的疼痛刺激，没有声响或其他反应，连呻吟一声、伸伸四肢或呼吸加速都没有。

（2）自主的肌肉运动或自主的呼吸消失：患者对疼痛、触摸、声音或无光反应，医生必须观察一小时以上确认没有反应才符合诊断标准。患者戴呼吸器，必须在取开后三分钟自主呼吸消失才算自主呼吸完全停止。还要观察有无任何办法可使对象恢复自主呼吸。取开人工呼吸器的时间，应是在试验期间，二氧化碳的强度达到正常范围，在试验前病人已呼吸室内空气20分钟以上。

（3）脑干反射消失：脑干反射消失提示患者中枢神经系统活动消失的不可逆性昏迷，它的部分证据是诱导反射消失。主要表现包括瞳孔固定和散大，对任何直接光源无反应（由于在临床实践上，固定和散大的瞳孔是十分清晰的，因此它的出现是可靠的）；眼球运动（转动头部或往耳朵灌冰水）和眨眼消失；没有什么姿势活动的证据（脑失去作用或其他）；吞咽、呵欠、发声中止伴有角膜和食道反射消失。

（4）脑电波消失：患者的脑电波显示平坦（等电位）并持续24小时及以上。这个标准为英美医学界所接受，但法国则不接受这种标准。

哈佛标准要求以上四条标准在24h内反复复查，结果无改变，并排除体温过低及中枢神经抑制剂的影响，才可做出脑死亡的诊断。

自1968年美国哈佛大学医学院特设委员会提出的"脑死亡"诊断标准后，陆续出现过30余种关于脑死亡的诊断标准，基本与"哈佛标准"相符。目前，全世界已经有近百个国家和地区承认脑死亡的标准，我国已经初步制定了符合本国国情的脑死亡诊断标准，目前正广泛征求意见进行修改和完善。

六、临终关怀的评估结果及临床应用

依据不同老人临终关怀的评估内容及评估结果的不同，对不同老人的临终关怀结果采取相应的措施进行干预。

（一）医学生理学方面评估结果及干预措施

1. 一般医学评估

依据评估结果中存在的尿便失禁、活动无耐力、皮肤完整性受损、营养失调、体液不足、清除呼吸道无效、自理能力缺陷、感知改变、疼痛、有误吸的危险等问题，加强护理，使老人在临终期间生理需要得到基本满足，并通过干预增进食欲，加强营养，改善血液循环及呼吸功能，减轻感、知觉改变的影响，减轻疼痛促进患者舒适。

2. 老年综合征评估

依据相应的评估结果及老人具体病情开展个性化、差异化的护理支持。

（二）临终患者的心理反应及护理措施

不同的临终患者在死亡来临之际，各自的反应不同。美国学者 Kubler Ross 研究中发现，绝症患者在获知病情到临终的心理反应各自不同，但具有普遍的现象，常规分为五个阶段：否认期、愤怒期、协议期、忧郁期、接受期。

1. 否认期

当病人得知自己的疾病已进入晚期时，最初的心理反应就是震惊与否认。不承认自己患有无法逆转的疾病，对即将来临的死亡感到恐惧。患者主要表现为怀疑诊断是否出了差错，无法听进有关疾病的任何解释，这是病人面对严重应激时的心理防御机制，其有合理性，可暂时成为掩盖事实的心理屏障。护理时语言上不要急于揭穿其否认，行为上不要强化其否认，应坦诚温和的回答患者对病情的询问。

2. 愤怒期

老人对疾病的否认期是短暂的。随着病情的进展，疾病的症状越来越明显，病人会产生焦虑、愤怒、怨恨的情绪，老人的克制力下降。随之而来的心理反应是愤怒、暴躁，遇到不顺心的事会大发脾气，或迁怒于医护人员和亲属。有些老年人固执己见，不能很好地配合治疗，有时甚至拒绝治疗。护理时要正确对待患者的发怒行为，善于谅解、宽容、安抚、疏导患者，注意预防意外事件的发生。

3. 协议期

随着时间的延长，病人越来越感到愤怒与怨恨于事无补，相反可能加剧疾病的进程，老年人逐渐开始接受事实，求生的欲望使得他们愿意用合作的态度和良好的表现来换取延续生命或其他愿望的实现。此期情绪较平静，积极配合治疗，以求延长生命。护理时尽量满足患者的要求，使患者能更好地配合治疗，以减轻痛苦，控制症状。

4. 忧郁期

当进入临终期，随着身体状况日益恶化，病人逐渐意识到现代医疗技术已无力回天，自己生命将近，临终老人身心承受着巨大的打击，加上频繁的治疗，以及经济负担和家人负担的加重，使得病人情绪极为低落，产生强烈的失落感，陷入深深的悲哀之中，抑郁愁闷，万念俱灰，食欲不振，极度疲劳，精神涣散等，有的出现退缩、沉默、哭泣等反应。护理时要给老人提供机会表达悲伤，用非语言交流，鼓励家属多陪伴，用音乐或其他娱乐分散患者注意力。

5. 接受期

病人在经历了一切努力与挣扎之后，死亡是即将发生的事，病人只有无可奈何地默认残酷的现实。此时病人体力处于极度疲劳、衰竭的状态，常会表现出平静，原有的恐惧、焦虑和最大的痛苦逐渐消失，接受即将面临死亡的事实，此时病人喜欢独处，常处于昏睡状态，对外界反应淡漠，情感减退，静待死亡的到来。护理时要尊重患者信仰，创造安静、舒适、祥和的环境和气氛，尽可能帮助患者完成未了的心愿。

以上五个阶段不应被视为临终患者一成不变的"固定模式"，不一定都经历这些阶段，通常次序和程度上都会因患者情况不同而有差异，有时会有交错或缺失，总之临终患者的心理变化是十分复杂的。

（三）社会学方面评估结果及干预措施

评估老人生活的社会学主要了解老人的人际关系，有利于在老人弥留之际联系其最熟悉、信赖、喜爱的人，协助医护人员做好临终关怀。而对其不信任、甚至讨厌引起其情绪剧烈波动的老人则要适当加以劝阻，避免老人不愉快感觉。

（四）死亡的评估及干预措施

依据评估的分期做好不同分期的治疗、照护工作。尤其是要注意观察叹气样呼吸、嗜睡、低血压、皮肤发花、神经末梢部位湿冷以及喉头分泌物（濒死咯咯声）等濒死征象。该阶段是做好老人临终前的合理医疗，家属的沟通及安慰，做好临床死亡期及生物学死亡期的尸体料理准备及料理工作。

七、临终关怀的护理要点及具体护理措施

（一）临终关怀护理要点

临终关怀的作用是全面有效地关注人的生理、心理、社会、精神等方面，使人的生理上获得舒适，心理上获得宁静，社会上获得支持，精神上获得慰藉。主要护理要点是以照料为中心、维护人的尊严、提高临终生活质量。

（二）临终关怀护理的具体护理措施

1. 创造舒适、安静、人性化的生活环境

病房设置尽量家庭化、人性化。病室整洁、安静、阳光充足，温湿度适宜，室内色彩柔和，对患者的物品摆放无硬性的规定和限制，允许患者在墙上粘贴自己喜欢的画、照片等，以尽量模拟家庭环境，鼓励家属陪同患者一起度过人生的最后阶段。

2. 老年人临终心理护理

鉴于临终病人的特殊心理，老年人临终护理应注意以下方面：

（1）轻抚触摸：触摸护理是现代护理一项重要内容，临终者期待被看成正常人而非病人，只要触摸他的手，注视他的眼睛，轻轻替他按摩，就可以给他极大的安慰，对临终老人也能获得他们的信任和依赖，从而减轻孤独和恐惧感，护理人员可以针对不同情况，抚摸临终老人的手、额头、胳膊、背部等，使其产生亲切感和安全感，感受到被关注。

（2）耐心倾听和诚恳交谈：护理人员和亲属可通过语言和非语言方法与老人沟通，耐心仔细地倾听老人诉说，适度地表达同情和支持，对无法用语言交流的老人，可通过表情、眼神、手势等表示理解和关爱。让临终者把他真正想说的话说出来，这种坦诚、不退缩地披露情绪是非常重要的，可以让临终者顺利转化心境，接受生命，好好地面对死亡。

（3）强化亲情慰藉：鼓励家属和亲人探望和陪伴老人，使临终老人得到安慰，从而减轻其孤独感，增加安全感，也有利于稳定临终老人的情绪。

（4）呼唤社会关爱：帮助老年人保持社会联系，鼓励患者亲属、好友共同给予患者关爱，对处于协议期的临终老人应主动关心，使其配合治疗和护理。

（5）开展心理疏导：重视与弥留之际老年人的心灵沟通，必要时可根据老人的接受程度与老人共同探讨生与死的意义，有针对性地进行心理疏导，使其从心理上对即将来临的死亡做好准备，从对死亡的恐惧中解脱出来，以安详、平和的心情面对死亡。

3. 减轻病痛

2000年，WHO提出"让每一个癌症患者无痛"，老年患者在癌症晚期，医护人员的主要任务不是治愈疾病、延长寿命，而是减轻痛苦，让患者舒适，提高生存质量。及时评

估疼痛指数，根据疼痛指数来描绘疼痛曲线图，找出疼痛的规律，在疼痛发作前给予止痛剂。绝对不能让患者强忍疼痛，违反医疗的人性化护理原则，护理上应注意吗啡类药物的效果及不良反应，防止呼吸抑制，当出现上述情况时，及时报告医生，并做出相应的处理。

4. 防止并发症

加强生活护理，给患者洗头、擦身，保持皮肤的清洁、舒适，维护患者尊严。勤翻身、拍背，勤整理、勤更换，预防褥疮、肺炎等并发症。总之，临终病人的心理极为敏感、复杂，对人格、友谊、尊严倍加珍视，对护士的一言一行更为注目。因此，护士高尚的道德品质、精湛娴熟的技术、和蔼可亲的笑容都会赢得病人的信赖，哪怕能给病人带来片刻的欢愉，也要自觉地竭尽全力去做，满足病人在人世间最后的要求和心愿，直到带着护士最崇高圣洁的"爱"安然离去。

5. 善终和善后

对生命即将结束的临终患者，应协助患者，创造条件，让患者把未尽的事宜交代好，通知临终者的家属及好友，使他们尽可能陪伴在身边，为临终患者备好寿衣，使其皮肤清洁、完整，五官祥和，维持死者人体最终的完美，做好尸体料理，确保其有尊严的离开人世。

【思考题】

1. 什么是临终关怀？
2. 临终关怀的护理要点包括哪些？
3. 你理想中的临终关怀包括哪些形式、内容？

（梁思宇　吴仕英）

中英文名词对照索引

A

日常生活活动能力	activities of daily living, ADL
适应度	adaptation
高级日常生活活动能力	advanced activities of daily living, AADL
感情	affection
人口老龄化	aging of population
濒死期	agonal
尸冷	algor
上臂肌围	arm muscle circumference, AMC

B

基本日常生活活动能力	basic activities of daily living, BADL
Berg 平衡量表	Berg balance scale, BBS
生物学死亡期	biological death stage
体质指数	body mass index, BMI
脑死亡	brain death stage

C

小腿围	calf circumference, CC
临床死亡期	clinical death stage
认知	cognition
老年综合评估	comprehensive geriatric assessment, CGA

D

死亡	death
痴呆	dementia

路易体痴呆	dementia with lewybodies，DLB
抑郁	depression
老年期抑郁症	depression in the elderly
濒死	dying

F

跌倒	fall
大便失禁	fecal incontinence
额颞叶痴呆	frontotemporal dementia，FTD

G

发展	growth

H

老年保健	health care in elderly
心死亡	Heart death
臀围	hip circumference，HC
临终关怀	Hopice care

I

工具性日常生活活动能力	Instrumental activities of daily living，IADL
尸斑	livor

L

生活满意度指数 A	Life satisfaetion index A，LSIA
生活满意度指数 B	Life satisfaetion index B，LSIB
生活满意度评定量表	Life satisfaetion Rating Scales，LSR

M

最高寿命	maximum life-span of human
上臂围	midarm circumference，MAC
轻度认知功能障碍	Mild Cognitive Impairment，MCI
简易智力状态检查	mini-mental state examination，MMSE
微型营养评价量表	Mini Nutritional Assessment，MNA

N

非遗忘型认知障碍	non—amnestic MCI，naMCI
营养风险筛查量表	Nutritional Risk Screening2002，NRS2002
主动营养筛查量表	Nutrition Sreening Initiative，NSI

P

合作度	partnership
过指试验	Past Pointing test
多重用药	polypharmacy
尸体腐败	postmortem

R

昂白试验	Romberg test

P

压疮	pressure ulcer

R

亲密度	resolve
尸僵	rigor

S

主观全面营养评定量表	Subjective Global Assessment，SGA
晕厥	syncope
简易操作智力状态问卷	short portable mental status questionnaire，SPMSQ

T

三头肌皮褶厚度	tricepital skinfold，TSF

V

血管性痴呆	vascular dementia，VaD

W

腰围	waist circumference，WC

参考文献

1. 耿德章. 中国老年医学 ［M］. 北京：人民卫生出版社，2002.
2. 张仙桥. 李德滨. 中国老年社会学 ［M］. 北京：社会科学文献出版社，2011.
3. 李小鹰. 老年医学进展 ［M］. 北京：人民卫生出版社，2013.
4. 董碧蓉. 老年病学 ［M］. 成都：四川大学出版社，2010.
5. 宋岳涛. 老年综合评估 ［M］. 北京：中国协和医科大学出版社，2012.
6. 陈峥. 老年综合征管理指南 ［M］. 北京：中国协和医科大学出版社，2010.
7. 化前珍，老年护理学 ［M］. 北京：人民卫生出版社，2013.
8. 万雪红，卢雪峰. 诊断学（第 8 版）［M］. 北京：人民卫生出版社，2013.
9. 葛均波，徐永健. 内科学（第 8 版）［M］. 北京：人民卫生出版社，2013.
10. 侯晓霞. 老年常见病的预防和照护 ［M］. 北京：北京大学出版社，2013.
11. 李小鹰，郑秋甫. 老年医学与保健 ［M］. 北京：人民军医出版社，2013.
12. 周晓芳，陈树，高勇义等. 老年疾病研究进展 ［M］. 成都：四川科学出版社，2011.
13. 李小寒，尚少梅. 基础护理学学习指导及习题集 ［M］. 北京：人民卫生出版社，2012.
14. 李小寒，尚少梅. 基础护理学（第 5 版）［M］. 北京：人民卫生出版社，2012.
15. 化前珍. 老年护理学（第 3 版）［M］. 北京：人民卫生出版社，2013.
16. 胡秀英. 老年护理手册 ［M］. 北京：科学出版社，2011.
17. 吴江. 神经病学 ［M］. 北京：人民卫生出版社，2005.
18. 黄超，瓮长水，马延爱等. 计时"起立－行走"测试在评价脑卒中患者日常生活活动能力中的价值. 中国康复 ［J］. 2006，21（2）：83－84.
19. 中国老年人认知障碍诊治流程专家建议. 中华老年医学杂志 ［J］，2014，33（8）：817－824.
20. Lyketsos CG，Colenda CC，Beck C，Blank K，Doraiswamy MP，Kalunian DA，andYaffe K. Position Statement of the American Association for Geriatric Psychiatry Regarding Principles of Care for Patients With Dementia Resulting From AlzheimerDisease. American JournaI of Geriatric Psychiatry ［J］，2006，14：561—573
21. 轻度认知障碍的诊断和治疗—中国痴呆与认知障碍诊治指南. 中华医学杂志 ［J］. 2010，90（41）：2887－2893.
22. 中国记忆门诊指南—阿尔茨海默病全面纵向防治计划. 中国记忆门诊指南专家编写组

［J］，2014.

23. 王志红. 老年护理学（第2版）［M］. 上海：上海科学技术出版社，2011.

24. 于放. 美国老年护理发展及其对中国的启示. 中国护理管理［J］，2011，11（4）：9－11.

25. 曾慧. 精神科护理［M］. 北京：高等教育出版社，2010.

26. 张洪泉. 老年药理学与药物治疗学［M］. 北京：人民卫生出版社，2010.

27. Bulechek GM，Butcher HK，DochtermanJ，et al. 护理措施分类. 吴袁剑云，译［M］. 北京：北京大学医学出版社，2009.

28. 〔美〕比克斯著. 陈缬珠主译. 默克老年病手册（第3版）［M］. 北京：人民卫生出版社，2002.

29. 〔澳〕陈锦贤. 崔树起、陈峥主译. 实用老年医学［M］. 北京：中国协和医科大学出版社，2008.

30. David A Ganz，MPH Yeran Bao. Will My Patient Fall？JAMA［J］，2007，297（1）：77－86.

31. Sitzer DI，Twamley EW，Jeste DV. Cognitive training in Alzheimer" s disease：a mate－analysis of the literatuer. Acta Psychiatr Scand［J］，2006，114（2）：75－90

32. Avila R，Bottino CM，Carvalho IA. Neuropsychological rehabilitation of memory deficits and activities of daily living in patients with Alzheimer" s disease：a pilot study. Braz J Med Biol Res［J］，2004，37（11）：1721－9.

33. 杨勇. 老年女性压力性尿失禁的评估和治疗进展. 上海交通大学学报（医学版）［J］，2008，28（7）：767－770.

34. 韩盈，林毅. 老年尿失禁的病因、分类和康复处置. 现代康复［J］，2001，5（17）：50－52.

35. 那彦群. 中国泌尿外科疾病诊断治疗指南手册［M］. 北京：人民卫生出版社，2009.

36. disease：a pilot study. Braz J Med Biol Res［J］，2004，37（11）：1721－9

37. Verstrete L，Joosten E，Milisen K. Opinions of physicians and nures regarding the prevention，diagnosis and management ofdelirium. Tijdschr Gerontol Geriatr［J］，2008，39（1）：26－34.

38. 刘志青，李乐之. 老年人慢性疼痛管理研究进展. 护理研究［J］，2008，22（25）：2263－2266.

39. 娄强. 老年病人规范化疼痛治疗的原则. 老年医学与保健［J］，2005，11（3）：182－183.

40. 〔美〕伯恩斯坦，罗根. 老年营养学［M］. 上海：复旦大学出版社，2012.10.

41. 〔美〕穆尔（Moore，M. C.）. 营养评估与营养治疗手册［M］. 北京：人民军医出版社，2009.

42. 索博特卡，临床营养基础（第4版）［M］. 蔡威译，上海：上海交通大学出版社；2013.

43. 何夏阳，刘雪琴. 老年人营养不良的筛查及评估方法［J］，护理研究杂志，2008，25（02）.

44. 石汉平，李薇. 营养筛查与评估 ［M］. 北京：人民卫生出版社，2014.

45. 施永兴，王光荣，中国城市临终关怀服务现状与政策研究 ［M］. 上海：上海科技教育出版社，2010.

后　记

老年综合评估技术是对老年人医学、心理和生理功能等多项目、多维度进行鉴定的诊断过程，已经成为老年医学实践中不可缺少的工具之一。老年综合健康评估与老年综合征、老年多学科团队同为老年医学三大核心技术，且在临床实践中与之相互渗透与融合。老年综合评估的研究重点是老年综合征及其照护，研究目的在于从老年人生理、心理、社会文化及发展的角度出发，研究自然、社会、文化教育和生理、心理因素对老年人健康的影响，探讨运用综合评估来全面评价老年人的健康状态与日常生活能力，从而依据评估结果有针对性地解决老年人的健康问题，提高老年人的生活质量和幸福指数。

《老年综合健康评估》主编吴仕英，现为成都市老年康疗院业务院长，老年医学主任医师，成都医学院兼职教授、中国老年保健医学会健康与服务人才培养研究分会常务委员、西部老年医学中心联盟专家委员会常务委员、西部精神协会老年身心疾健康疾病学会常务委员、四川省医师协会老年医学专委会委员、成都市锦江区老年医学专委会主任委员，神经专委会副主任委员。承担四川省卫生厅、教育厅多个科研项目，国内外发表文章20余篇，主编《老年疾病预防与康复保健》。

《老年综合健康评估》主要由成都市老年康疗院、四川大学华西医院、成都医学院、成都市第六人民医院、绵阳市第三人民医院、成都铁路分局医院6个单位，30位作者，组成编写团队进行编写。

《老年综合健康评估》是教学团队集体智慧的学术成果，编著的各位老师都对此项工作付出了大量的心血。尤其要感谢四川大学华西老年医学中心的董碧蓉教授对本书编撰过程的悉心指导，还有编撰此书的所有作者，感谢大家的辛苦付出，值《老年综合健康评估》出版之际，特向为此付出过心血的老师们表示衷心的感谢。

吴仕英

2015 年 9 月 23 日